NUEVAS RECETAS DE ALIMENTOS FERMENTADOS

100 RECETAS PARA UN INTESTINO SANO

ALVARO VEGA

Reservados todos los derechos.

Descargo de responsabilidad

La información contenida en este libro electrónico está destinada a servir como una colección completa de estrategias sobre las que el autor de este libro electrónico ha investigado. Los resúmenes, estrategias, consejos y trucos son solo recomendaciones del autor, y leer este libro electrónico no garantiza que los resultados de uno reflejen exactamente los resultados del autor. El autor del eBook ha realizado todos los esfuerzos razonables para proporcionar información actualizada y precisa a los lectores del eBook. El autor y sus asociados no se hacen responsables de cualquier error u omisión no intencional que pueda encontrarse. El material del eBook puede incluir información de terceros. Los materiales de terceros se componen de opiniones expresadas por sus propietarios. Como tal, el autor del libro electrónico no asume responsabilidad alguna por ningún material u opiniones de terceros.

El libro electrónico tiene derechos de autor © 2024 con todos los derechos reservados. Es ilegal redistribuir, copiar o crear trabajos derivados de este libro electrónico en su totalidad o en parte. Ninguna parte de este informe puede ser reproducida o retransmitida de ninguna forma sin el permiso expreso y firmado por escrito del autor.

TABLA DE CONTENIDO

TABLA DE CONTENIDO..4

INTRODUCCIÓN...8

    ¿Qué es la fermentación?..................................9
    ¿Es segura la fermentación?................................11
    Los mejores alimentos fermentados...................13

SALSAS FERMENTADAS..16

    1. Salsa picante estilo Luisiana.........................17
    2. Chimichurri verde.......................................20
    3. salsa aji amarillo...23
    4. Salsa de chile verde con ajo.........................27
    5. Salsa picante de chipotle............................30
    6. aji picante..33

LÁCTEOS FERMENTADOS......................................40

    8. Yogur Vegano Tradicional..........................41
    9. Crema de Coco Cultivada............................44
    10. Yogurt Fermentado Casero........................47
    11. Crema sin lácteos......................................50
    12. Rejuvelac sin gluten y sin lácteos................53
    13. Queso De Yogur..56
    14. Queso Campesino de Almendras...............59
    15. Queso De Nuez Y Tomillo..........................63
    16. Queso Bracota..66
    17. Queso Crema De Macadamia....................69
    18. Queso Ahumado Añejo..............................72
    19. Queso Miso Añejo.....................................75
    20. Queso Savorella Añejo...............................78

SAUERKRAUT Y ENCURTIDOS..81
    21. Chucrut Básico..82
    22. Chucrut especiado..86
    23. Chucrut de brócoli en cinco minutos.......................90
    24. Chucrut De Piña..95
    25. Chucrut Morado..99
    26. Encurtidos picantes fermentados con eneldo.........103
    27. salsa salvadoreña..107
    28. Zanahorias con anís estrellado..............................110
    29. Cebollas Cultivadas......................................113
    30. salsa picante al rojo vivo...................................116
    31. Ensalada Picada Fermentada..............................119
    32. Bocaditos de encurtidos de pepino y eneldo...........122
    33. Encurtidos De Calabacín.................................125
    34. Encurtidos para tacos....................................128
    35. kimchi blanco...131

CULTIVOS DE FRUTAS Y VINAGRES............................135
    36. Chutney de durazno picante cultivado..................136
    37. Dulces Melocotones De Vainilla..........................139
    38. vinagre de manzano......................................141
    39. Vinagre de manzana.....................................144
    40. vinagre de piña...148

BEBIDAS CULTIVADAS..151
    41. Kéfir Vegano..152
    42. Té Negro Kombucha......................................155
    43. Kombucha de té rojo africano............................159
    44. Bloody Mary cultivada...................................164

POSTRES FERMENTADOS...167
    45. Tzatziki...168
    46. Dip cremoso de cebolla francesa.........................171
    47. Ensalada Verde Con Duraznos Y Chèvre................174

48. Queso Crema De Coco..177
49. Crêpes de Pera con Queso de Macadamia..............180
50. Sándwiches de helado de galleta de jengibre..........184
51. Helado de Vainilla Cultivada................................188
52. Helado de Pastel de Calabaza..............................191
53. Helado de cereza negra......................................194
54. Pastel de queso con crema de naranja..................197
55. Cheesecake de granada......................................200
56. Tarta de queso con moras..................................204

VERDURAS FERMENTADAS..208

57. pepinillos..209
58. Chucrut..213
59. Encurtidos de pan con mantequilla......................216
60. pepinillos..219
61. Pepinillos dulces encurtidos................................222
62. Encurtidos dulces de 14 días..............................226
63. Encurtidos dulces rápidos..................................229
64. espárragos en escabeche...................................233
65. Frijoles encurtidos..236
66. Ensalada de tres frijoles en escabeche.................239
67. Las remolachas en escabeche............................243
68. zanahorias en escabeche..................................247
69. Coliflor en escabeche/Bruselas..........................250
70. Ensalada de chayote y jícama............................253
71. Jícama en escabeche de pan con mantequilla.........256
72. Champiñones enteros marinados........................259
73. Quimbombó en escabeche.................................262
74. cebollas perla en escabeche..............................265
75. pimientos marinados..268
76. pimientos morrones en escabeche......................272
77. pimientos picantes en escabeche.......................275
78. Aros de chile jalapeño en escabeche..................279
79. Aros de pimiento amarillo en escabeche...............283

80. Tomates verdes dulces en escabeche.................286
81. Verduras mixtas en escabeche..................289
82. Calabacines encurtidos con pan y mantequilla......293
83. Salsa de chayote y pera..........................296
84. Piccalilli...299
85. condimento de pepinillo........................302
86. Salsa de maíz en escabeche....................305
87. Salsa de tomate verde en escabeche.........308
88. Salsa de rábano picante en escabeche......311
89. Condimento de pimiento y cebolla en escabeche......314
90. Condimento picante de jícama................317
91. Condimento picante de tomatillo.........321
92. Remolachas en escabeche sin azúcar añadido.........324
93. pepino encurtido dulce........................328
94. Sencurtidos de eneldo........................332
95. Encurtidos dulces en rodajas................335
96. Kraut de limón y eneldo........................338
97. kimchi chino..340
98. Palitos de zanahoria fermentados................343
99. Zanahorias con un toque indio................346
100. Bombas de rábano................................349

CONCLUSIÓN......................................353

INTRODUCCIÓN

¿Qué es la fermentación?

¡La fermentación es una forma maravillosa de conservar los alimentos de forma natural y es excelente si tiene un exceso de productos de cosecha propia y no sabe qué hacer con ellos!

Una transformación microbiana mágica ocurre cuando las verduras se fermentan naturalmente, el contenido de vitamina C se dispara notablemente, se producen bacterias beneficiosas, se forman compuestos curativos intestinales y el sistema inmunológico recibe un tremendo impulso.

¡Así que esencialmente terminas con superalimentos que son nutricionalmente superiores, predigeridos, mejorados con vitaminas y absolutamente repletos de probióticos para la curación intestinal!

La fermentación es cuando los microorganismos, como bacterias y levaduras, descomponen y transforman una sustancia en ácidos o alcohol. A medida que se produce la descomposición, se libera dióxido de carbono, lo que conduce a esa formación de espuma y burbujeo que es una señal segura de que la fermentación está en buen camino.

¿Es segura la fermentación?

La fermentación puede parecer una tarea bastante desalentadora, pero a pesar de los temores y temores comunes, la fermentación es extremadamente segura. Mientras siga todos los métodos y consejos que se encuentran en este libro, no es probable que encuentre nada aterrador o desagradable en lo más mínimo.

La bacteria del ácido láctico que lleva a cabo el proceso de fermentación es anaeróbica, lo que significa que no necesita oxígeno para sobrevivir. A medida que transforma los carbohidratos en ácido, también elimina cualquier bacteria dañina presente. Esto incluye el moho, que es aeróbico y no puede crecer sin oxígeno.

La sal que usas en la fermentación también es clave para permitir que las bacterias buenas prosperen y mantener a raya a las bacterias malas. La sal juega un papel importante en la conservación de los nutrientes y en el mantenimiento de los chiles crujientes y frescos durante la fermentación.

¿Sabes lo que significa todo esto? La fermentación del ácido láctico es en realidad una de las formas más seguras de preparar y conservar los alimentos.

En última instancia, el sentido común y sus cinco sentidos son las mejores herramientas que puede usar y lo llevarán lejos en su viaje de fermentación. Si algo se ve, huele o sabe mal, simplemente no lo coma.

En general, los pasos que se toman para producir salsa picante fermentada contrarrestan la producción de bacterias dañinas y crean las condiciones ideales para que florezcan los probióticos y se produzca un fermento saludable y delicioso.

Los mejores alimentos fermentados

A. Queso: El queso es uno de los productos lácteos más comúnmente fermentados. Se fermentan muchas variedades de queso, incluidos el cheddar y el parmesano. Los quesos frescos, como el cottage y la mozzarella, no lo son.

B. Chocolate: El proceso por el cual se elabora la mayoría del chocolate comienza con la fermentación de los granos de cacao. La fermentación descompone los carbohidratos en los frijoles y desarrolla ese rico sabor a chocolate que ha llegado a conocer y amar.

C. Pan de masa madre: La masa madre comienza con el uso de un "iniciador", que es simplemente una mezcla de harina y agua que ha fermentado. Cuando este iniciador se incorpora a la masa de pan, las levaduras naturales ayudan a que el pan suba y también imparten el sabor ácido por el que es famoso el pan de masa fermentada.

D. Suero de leche: Tradicionalmente, el suero de leche se elabora fermentando el líquido que queda al batir la mantequilla. En estos días, el suero de leche se elabora más comúnmente agregando bacterias del ácido láctico a la leche normal para estimular el proceso de fermentación.

E. Salsa de soya: este condimento salado se elabora tradicionalmente (y todavía comúnmente) con una pasta de soya fermentada. La salsa de soja ha existido de una forma u otra durante casi 2000 años.

F. Vinagre: este condimento ácido y picante es, lo adivinaste, ¡fermentado! Pero, ¿qué se fermenta para hacer vinagre? Cualquier cosa, desde pasas y granadas hasta agua de coco y cebada, puede fermentarse para producir vinagre.

G. Cerveza y vino: estas bebidas alcohólicas comunes se producen mediante el acto de fermentación. La cerveza es el resultado de la fermentación de los almidones en los granos, mientras que el vino se produce por la fermentación de los azúcares en el jugo de uva.

SALSAS FERMENTADAS

1. Salsa picante estilo Luisiana

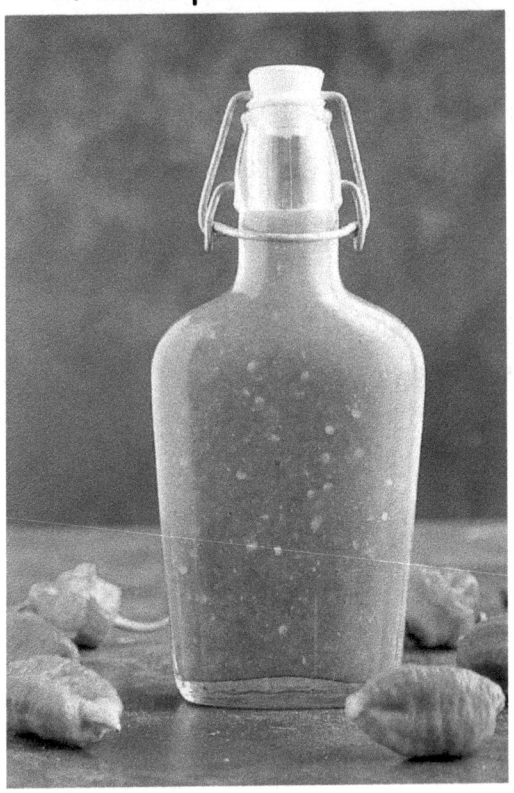

HACE 16 ONZAS

Ingredientes:

- 1 libra (alrededor de 10) chiles de cayena o tabasco frescos, sin tallo

- 2 cucharaditas de sal no yodada

- $\frac{1}{2}$ taza de vinagre de vino blanco o vinagre blanco

- 2 dientes de ajo

Direcciones:

a) En una licuadora o procesador de alimentos, combine los chiles y la sal. Licúa hasta que se forme un puré y se libere una salmuera de los chiles.
b) Empaque el puré en un frasco limpio y presiónelo hasta que la salmuera natural cubra los chiles, dejando al menos 1 pulgada de espacio superior.
c) Coloque un cartucho, si lo usa, luego atornille bien la tapa y guarde el frasco a temperatura ambiente lejos de la luz solar directa para que fermente durante 2 semanas. Haga eructar el frasco todos los días.
d) Una vez que se complete la fermentación, combine el puré (salmuera natural incluida), el vinagre y el ajo en un procesador de alimentos o licuadora. Licúa hasta que la salsa esté lo más suave posible.
e) Guarde la salsa picante en un recipiente hermético en el refrigerador hasta por 1 año.

2. Chimichurri verde

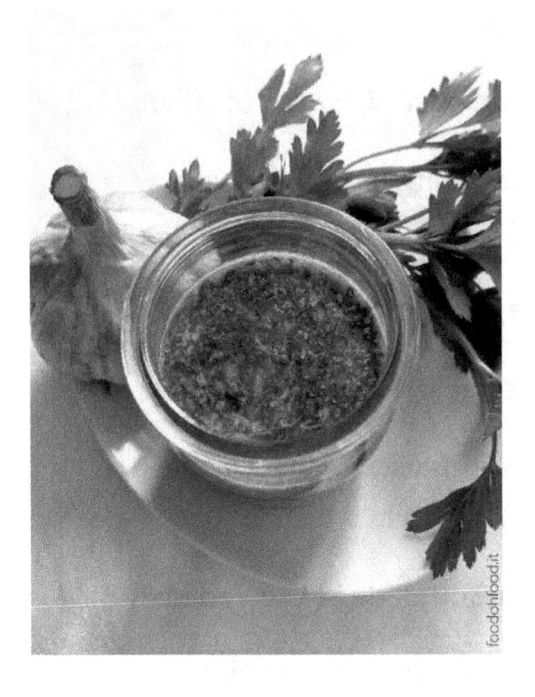

HACE 8 ONZAS

Ingredientes:

- 2 tazas de perejil fresco picado
- 1 taza de cilantro recién picado
- 2 cebolletas, tanto la parte blanca como la verde, picadas
- 4 dientes de ajo, picados
- 1 chile rojo fresco (como cayena o tabasco), sin tallo y picado
- $1\frac{1}{2}$ cucharaditas de sal no yodada
- $\frac{1}{4}$ taza de vinagre de vino tinto
- $\frac{1}{4}$ taza de aceite de oliva, para servir

Direcciones:

a) En un tazón, combine el perejil, el cilantro, las cebolletas, el ajo y el chile rojo. Espolvorear con la sal. Usando sus manos, masajee la sal en las verduras. Déjalo reposar durante 10 minutos para permitir que se forme una salmuera.

a) Una vez que se haya liberado la salmuera natural, empaque la mezcla y la salmuera en un frasco limpio. Presione la mezcla hacia abajo hasta que la salmuera cubra las verduras.
b) Coloque un cartucho, si lo usa, luego atornille bien la tapa y guarde el frasco a temperatura ambiente lejos de la luz solar directa para que fermente durante 5 días. Haga eructar el frasco todos los días.
c) Una vez que se complete la fermentación, combine el fermento y el vinagre de vino tinto en una licuadora o procesador de alimentos. Mezcle hasta que esté bien combinado.
d) Guarda el chimichurri en el refrigerador hasta por 3 meses. Cuando esté listo para servir, agregue 1 cucharada de aceite de oliva por $\frac{1}{4}$ de taza de chimichurri.

3. salsa aji amarillo

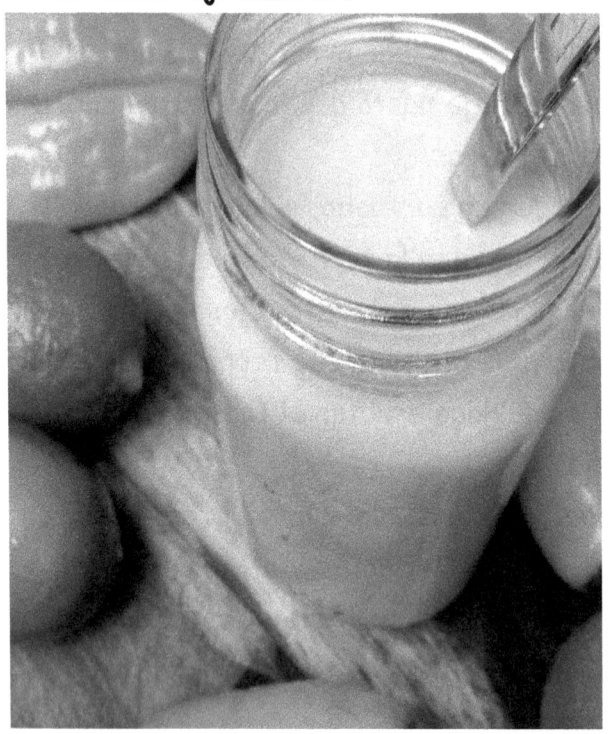

HACE 16 ONZAS

Ingredientes:

para la pasta

- 4 onzas (alrededor de 15) de chiles ají amarillo secos, sin tallo y cortados en pedazos
- 6 dientes de ajo
- 3 cebollines, tanto la parte blanca como la verde, en rodajas
- $2\frac{1}{2}$ tazas de agua sin cloro
- 2 cucharadas de sal no yodada
- 5 cucharadas de jugo de lima
- 2 cucharadas de salmuera reservada

para la salsa

- 2 tazas de pasta de ají amarillo
- 1 taza de leche evaporada
- 1 taza de queso fresco o queso feta
- $\frac{1}{4}$ taza de galletas trituradas o pan rallado

Direcciones:

a) Para hacer la pasta: En un frasco limpio, combine los chiles, el ajo y las cebolletas.
b) En un recipiente aparte, haga una salmuera combinando el agua y la sal.
c) Coloque un peso, si lo usa, luego vierta la salmuera en el frasco, dejando al menos 1 pulgada de espacio libre. Cierra bien la tapa y guarda el frasco a temperatura ambiente lejos de la luz solar directa para que fermente durante 10 días. Haga eructar el frasco todos los días.
d) Una vez finalizada la fermentación, colar el fermento, reservando 2 cucharadas de la salmuera.
e) En una licuadora o procesador de alimentos, combine el fermento, el jugo de lima y la salmuera reservada. Mezclar hasta que esté suave.
f) Guarda la pasta en el refrigerador hasta por 6 meses.
g) Para hacer la salsa: En una licuadora o procesador de alimentos, combine la pasta de ají amarillo, la leche evaporada, el queso y las galletas o pan rallado.

h) Mezclar hasta que esté suave.

4. Salsa de chile verde con ajo

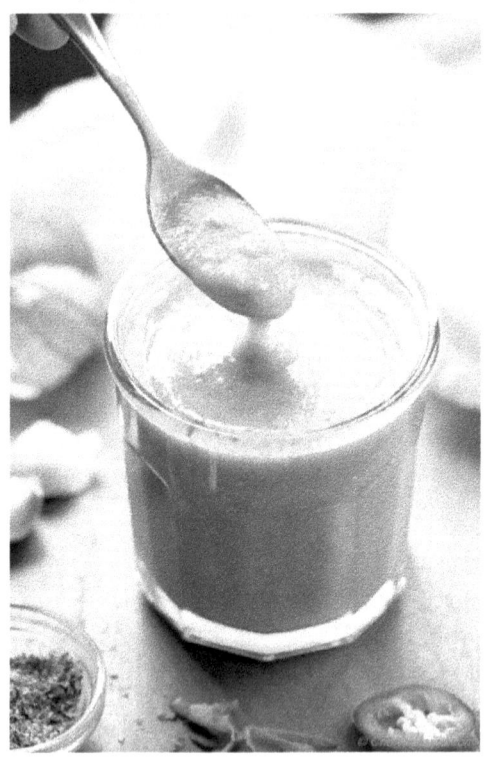

HACE 16 ONZAS

Ingredientes:

- 1 libra (alrededor de 6) chiles Hatch frescos, sin tallo
- 8 dientes de ajo
- 2 cucharaditas de sal no yodada
- 2 cucharaditas de semillas de comino
- 1 cucharadita de orégano molido
- $\frac{1}{4}$ taza de vinagre blanco
- 1 cucharada de azúcar granulada

Direcciones:

a) En una licuadora o procesador de alimentos, combine los chiles, el ajo, la sal, las semillas de comino y el orégano. Mezcle hasta que esté picado en trozos grandes y se haya liberado una salmuera natural. Vierta la mezcla en un frasco limpio.

b) Coloque un cartucho, si lo usa, luego atornille bien la tapa y guarde el frasco a temperatura ambiente lejos de la luz solar directa para que fermente durante 5 días. Haga eructar el frasco todos los días.

c) Una vez que se complete la fermentación, combine el fermento, el vinagre y el azúcar en un procesador de alimentos o licuadora. Mezclar hasta que esté suave.

d) Guarda la salsa en el refrigerador hasta por 1 año.

5. Salsa picante de chipotle

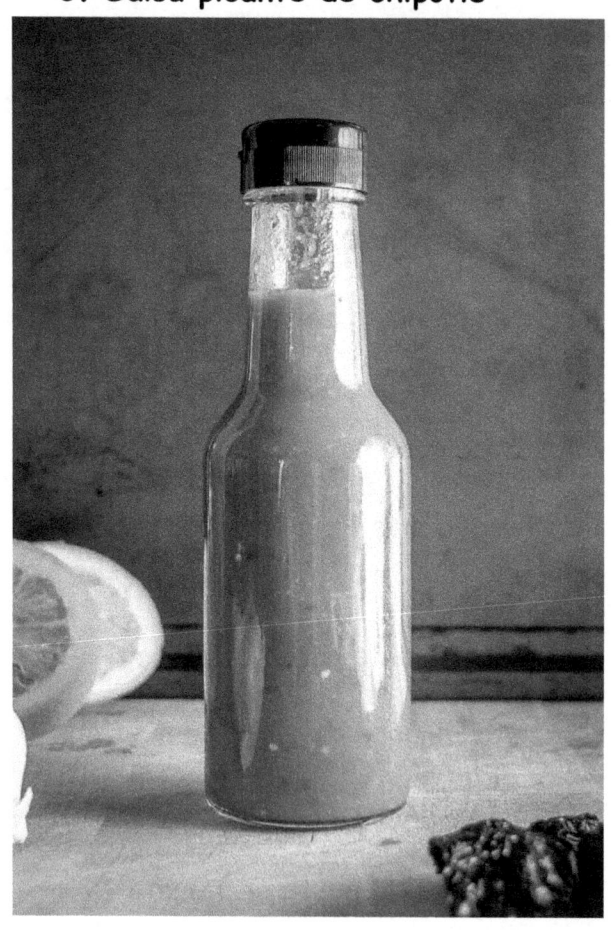

HACE 16 ONZAS

Ingredientes:

- 2 onzas (alrededor de 15) chiles chipotles secos, sin tallo
- 6 dientes de ajo
- ½ cebolla blanca o amarilla, cortada por la mitad
- 2 tazas de agua no clorada
- 1 cucharada más 1 cucharadita de sal no yodada
- ½ taza de jugo de naranja
- ½ taza de vinagre de sidra de manzana
- ¼ taza de salmuera reservada
- 2 cucharadas de pasta de tomate
- 1 cucharada de azúcar granulada
- 1 cucharadita de semillas de comino

Direcciones:

a) En un frasco limpio, combine los chiles, el ajo y la cebolla.
b) En un recipiente aparte, haga una salmuera combinando el agua y la sal.
c) Coloque un peso, si lo usa, luego vierta la salmuera en el frasco, dejando al menos 1 pulgada de espacio libre. Enrosque bien la tapa y guarde el frasco a temperatura ambiente lejos de la luz solar directa para que fermente durante 1 semana. Haga eructar el frasco todos los días.
d) Una vez que se complete la fermentación, cuele el fermento, reservando $\frac{1}{4}$ de taza de salmuera.
e) En una licuadora o procesador de alimentos, combine el fermento, el jugo de naranja, el vinagre, la salmuera reservada, la pasta de tomate, el azúcar y las semillas de comino. Mezclar hasta que esté suave.
f) Mantenga la salsa almacenada en el refrigerador hasta por 1 año.

6. aji picante

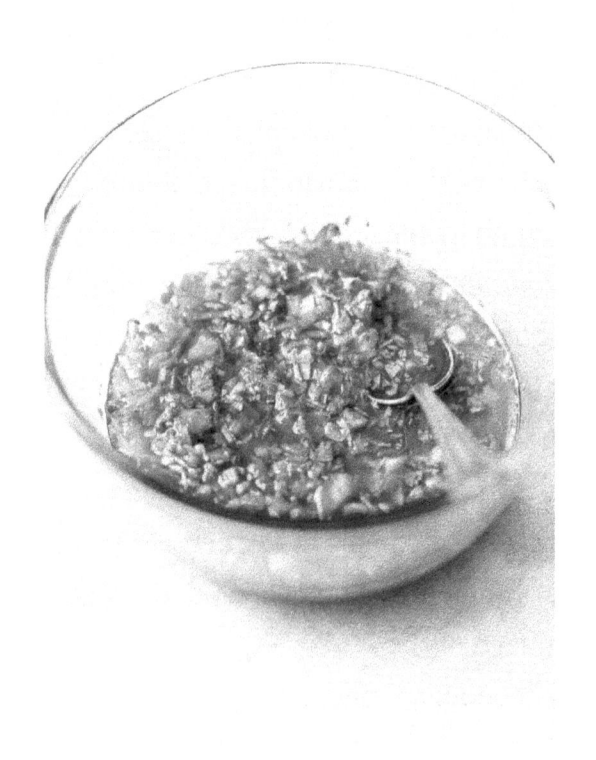

HACE 16 ONZAS

Ingredientes:

- 1 onza (alrededor de 4) ají chirca o chile habanero fresco, sin tallo y picado
- 6 cebolletas, tanto la parte blanca como la verde, picadas
- 1 taza de cilantro recién picado
- 2 tomates medianos, picados
- 1 cucharada de sal no yodada
- 1 taza de agua
- $\frac{1}{4}$ taza de salmuera reservada
- $\frac{1}{4}$ taza de vinagre blanco
- 2 cucharadas de jugo de lima
- 2 cucharaditas de azúcar granulada
- $\frac{1}{4}$ taza de aguacate o aceite de girasol, para servir

Direcciones:

a) En un tazón, combine los chiles, las cebolletas, el cilantro y los tomates. Espolvorear las verduras con la sal.
b) Usando sus manos, masajee la sal en las verduras hasta que comience a formarse una salmuera. Deje reposar las verduras durante 30 minutos, o hasta que se haya formado suficiente salmuera para cubrir los ingredientes en un frasco.
c) Empaque el puré en un frasco limpio, presionándolo hacia abajo para asegurarse de que la salmuera cubra el puré.
d) Coloque un cartucho, si lo usa, luego atornille bien la tapa y guarde el frasco a temperatura ambiente para que fermente durante 5 días. Haga eructar el frasco todos los días.
e) Una vez finalizada la fermentación, colar el puré, reservando $\frac{1}{4}$ de taza de la salmuera.
f) Combine el puré, el agua, la salmuera reservada, el vinagre, el jugo de lima y el azúcar en un procesador de alimentos o

licuadora. Pulse ligeramente hasta que se combinen bien pero no se hagan puré por completo. Para una versión un poco más gruesa, puede omitir el paso de pulsación y simplemente mezclar los ingredientes a mano.

g) Mantenga el ají picante almacenado en un recipiente hermético en el refrigerador hasta por 1 año.

h) Mezcle 1 cucharada de aceite por 1 taza de salsa justo antes de servir.

7. Hagua de chile awaiano

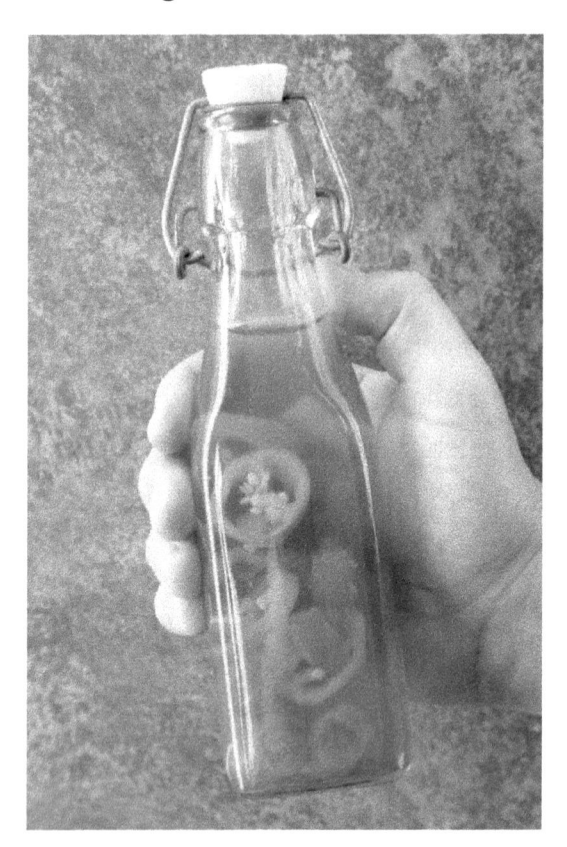

HACE 12 ONZAS

- 1½ onzas (alrededor de 6) pimientos hawaianos o chiles habaneros frescos, sin tallo y cortados en tiras
- 1 pieza (1 pulgada) de jengibre fresco, en rodajas
- 2 dientes de ajo, machacados
- 2½ tazas de agua sin cloro
- 2 cucharadas de sal de alaea (tradicional) o sal no yodada
- ½ taza de vinagre blanco
- ½ taza de salmuera reservada

Direcciones:

a) En un frasco limpio, combine los chiles, el jengibre y el ajo.
b) En un recipiente aparte, haga una salmuera combinando el agua y la sal.
c) Coloque un peso, si lo usa, luego vierta la salmuera en el frasco, dejando al menos 1 pulgada de espacio libre. Enrosque bien la tapa y guarde el frasco a temperatura ambiente lejos de la luz solar directa para que fermente durante 1 semana. Haga eructar el frasco todos los días.
d) Una vez finalizada la fermentación, colar el fermento, reservando ½ taza de la salmuera.
e) Coloque el fermento, el vinagre y la salmuera reservada en un procesador de alimentos o licuadora. Pulse hasta que los ingredientes estén finamente picados.
f) Guarda el agua de chile en el refrigerador hasta por 1 año.

LÁCTEOS FERMENTADOS

8. Yogur Vegano Tradicional

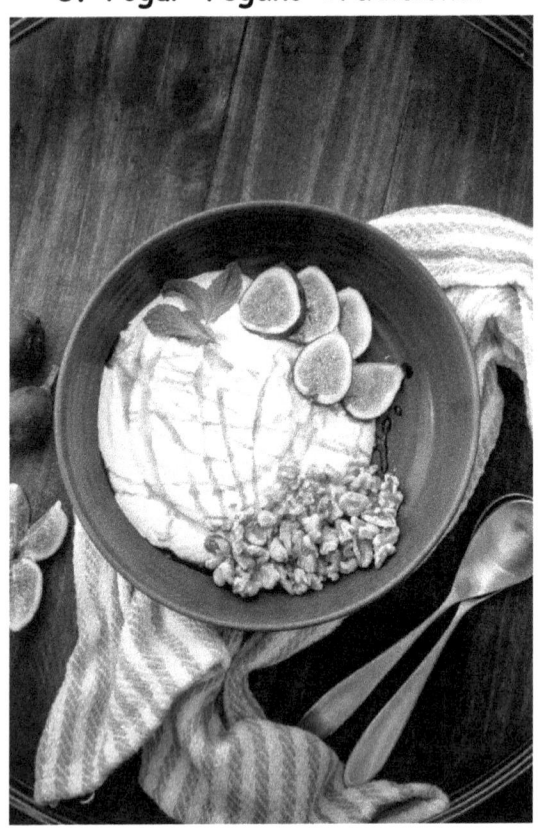

Hace alrededor de 2 a 2½ tazas

Ingredientes:

- 2 tazas de anacardos crudos sin sal
- 3 tazas de agua filtrada
- 1 cucharadita de jarabe de arce puro o néctar de agave
- 2 cápsulas de probióticos o ½ cucharadita de polvo de probióticos

Direcciones:

a) Mezcle los anacardos, el agua y el jarabe o néctar hasta que quede suave. Vierta en una cacerola mediana y caliente a fuego lento hasta que esté tibio pero no caliente.

b) Una vez que esté tibia, vierta la leche de marañón en un recipiente limpio que no sea de metal, como un recipiente de vidrio o una vasija de cerámica.

c) Agregue el contenido de las cápsulas de probióticos (desechando las cubiertas de las cápsulas vacías) o el polvo de probióticos a la leche de marañón. Revuelva los ingredientes juntos hasta que se combinen.

d) Cubra el recipiente y déjelo reposar sin tocarlo en un ambiente cálido durante ocho a diez horas, o más si prefiere un yogur más fuerte.

e) Saca el yogur espesado y reserva el suero para otro uso.

9. Crema de Coco Cultivada

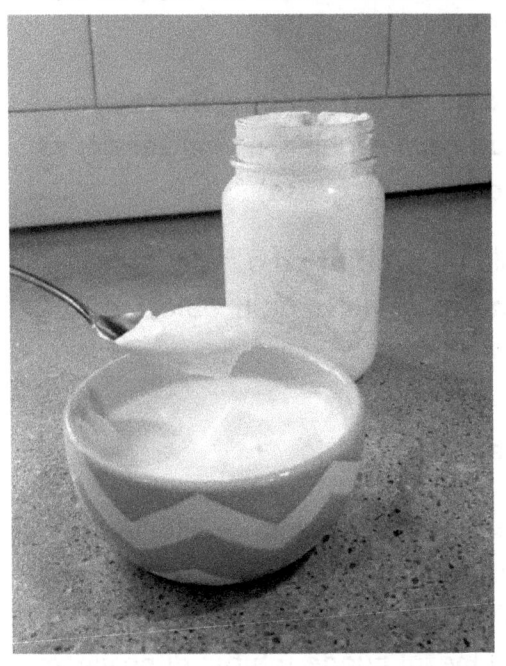

Hace alrededor de 1 taza

Ingredientes:

- Una lata de 14 onzas de leche de coco (leche de coco regular, no las versiones "light" o bajas en grasa)
- 1 cápsula de probiótico o $\frac{1}{4}$ de cucharadita de polvo de probiótico

Direcciones:

a) En un recipiente pequeño de vidrio o cerámica con tapa, vacía la lata de leche de coco. (No use un recipiente de metal, ya que el metal puede inhibir el proceso de cultivo). Si la crema y el agua se han separado, mézclelos.

b) Agregue el contenido de la cápsula de probiótico (deseche la cubierta de la cápsula vacía) o el polvo de probiótico.

c) Cubra el recipiente con un paño limpio y déjelo en un ambiente cálido y tranquilo durante ocho a diez horas. Retire el paño, cubra el recipiente con una tapa y refrigere.

d) Después de que la mezcla se haya enfriado durante al menos una hora, la crema de coco está lista para usar. La mezcla se habrá separado durante el proceso de cultivo/enfriamiento, y la crema de coco es la capa superior gruesa.

e) Saque la crema y úsela inmediatamente o transfiérala a otro recipiente de vidrio con tapa y guárdela en el refrigerador hasta que esté listo para usarla.

f) El líquido más diluido debajo de la crema puede guardarse y agregarse a batidos y jugos o usarse como "iniciador" para cultivar otros alimentos. La nata y el líquido de arranque durarán aproximadamente una semana en la nevera.

10. Yogurt Fermentado Casero

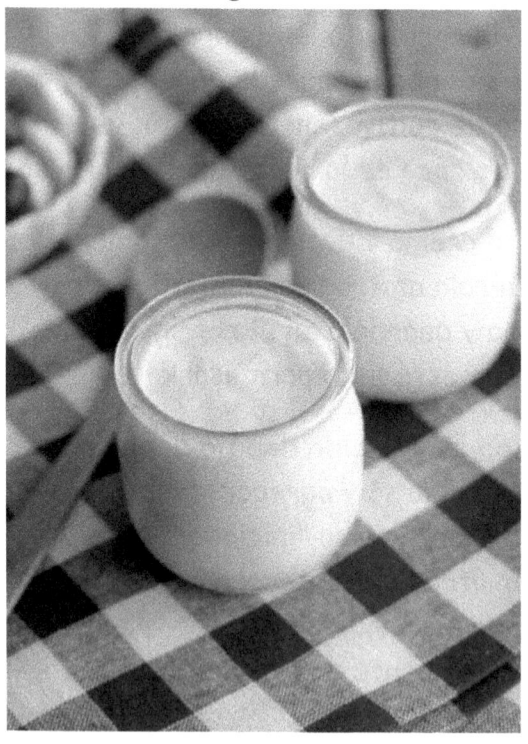

Rinde alrededor de 1 cuarto de galón/litro.

Ingredientes:

- 3 tazas de anacardos crudos sin sal
- 2 tazas de agua filtrada
- 1 cápsula de probiótico o $\frac{1}{4}$ de cucharadita de polvo de probiótico
- Arilos de granada (semillas) o cerezas frescas o congeladas sin hueso para decorar (opcional)

Direcciones:

a) En un tazón mediano de vidrio o cerámica con tapa, combine los anacardos con el agua y vierta el contenido de la cápsula de probiótico (deseche la cubierta de la cápsula vacía) o el polvo de probiótico. Revuelva los ingredientes juntos hasta que se combinen.

b) Coloque la tapa y deje reposar durante ocho a veinticuatro horas, dependiendo de qué tan picante le guste su yogur.

c) Haga puré los ingredientes en una licuadora hasta que quede suave, luego regrese el yogur al tazón. Adorne con arilos de granada o cerezas si lo desea, y disfrútelo de inmediato o refrigere por hasta cuatro días.

11.   Crema sin lácteos

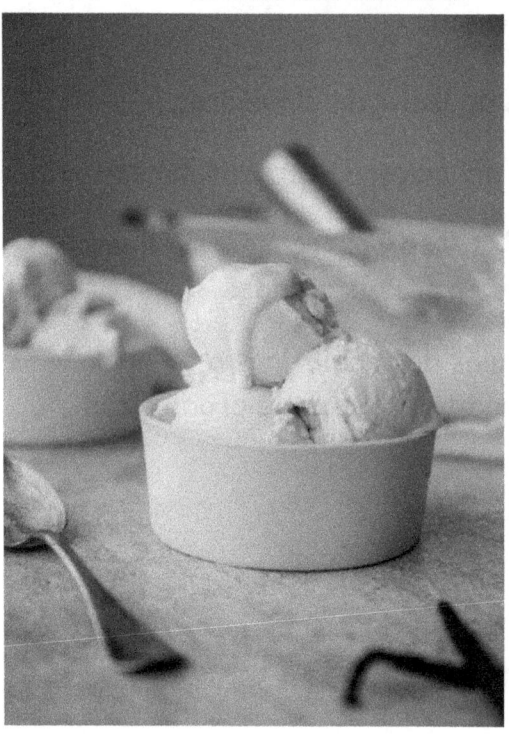

Hace alrededor de 1½ tazas

Ingredientes:

- ½ taza de leche de almendras
- 1 taza de anacardos crudos sin sal
- 2 dátiles Medjool frescos, sin hueso y picados en trozos grandes
- 2 cápsulas de probióticos o ½ cucharadita de polvo de probióticos

Direcciones:

a) En un recipiente de vidrio o cerámica con tapa, combine la leche de almendras, los anacardos y los dátiles. Agregue el contenido de la cápsula probiótica (desechando la cubierta de la cápsula vacía) o el polvo probiótico y mezcle con la mezcla de marañón.

b) Cubra el tazón y déjelo reposar en un ambiente cálido y tranquilo durante ocho a diez horas o hasta que logre el sabor deseado.

c) Mezcle los ingredientes hasta que estén suaves, agregando una pequeña cantidad de agua según sea necesario para permitir la mezcla. Sirva inmediatamente o refrigere hasta por una semana.

12. Rejuvelac sin gluten y sin lácteos

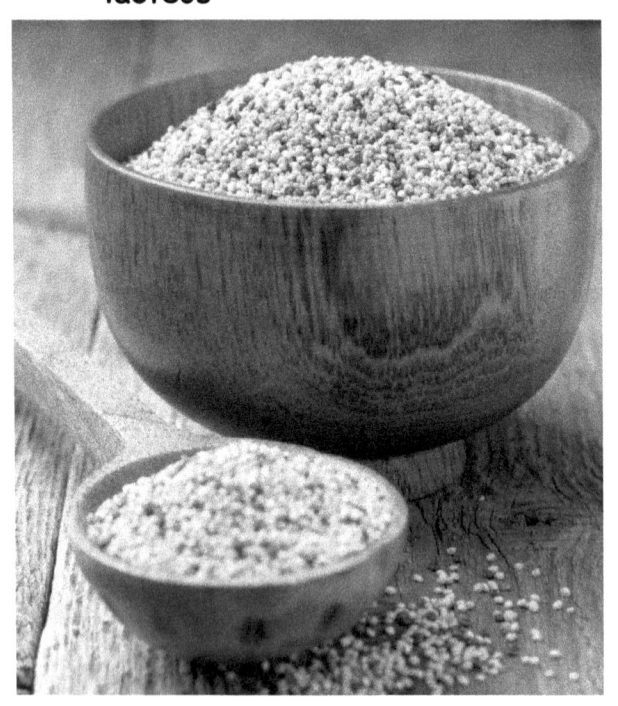

Hace 3 tazas

Ingredientes:

- $\frac{1}{2}$ taza de granos integrales de trigo sarraceno (u otros granos integrales de su elección)
- 3 tazas de agua filtrada

Direcciones:

a) Coloque los granos en un frasco de vidrio de 1 cuarto de galón y agregue suficiente agua para cubrir. Coloque una capa doble de gasa sobre la boca del frasco y asegúrela en su lugar con una banda elástica. Permita que los granos se remojen durante ocho horas o toda la noche; escurrir, desechando el líquido.

b) Agregue 3 tazas de agua filtrada, cubra con una gasa fresca y asegúrelo con una banda elástica. Coloque el frasco en un lugar cálido pero fuera de la luz solar directa durante uno a tres días. El agua se volverá de color blanquecino y turbia y desarrollará un sabor ligeramente ácido.

c) Cuele los granos; estos se pueden reutilizar para hacer un segundo lote de rejuvelac si lo desea. Cubra el líquido con una tapa y guárdelo en el refrigerador hasta por dos semanas.

13.   Queso De Yogur

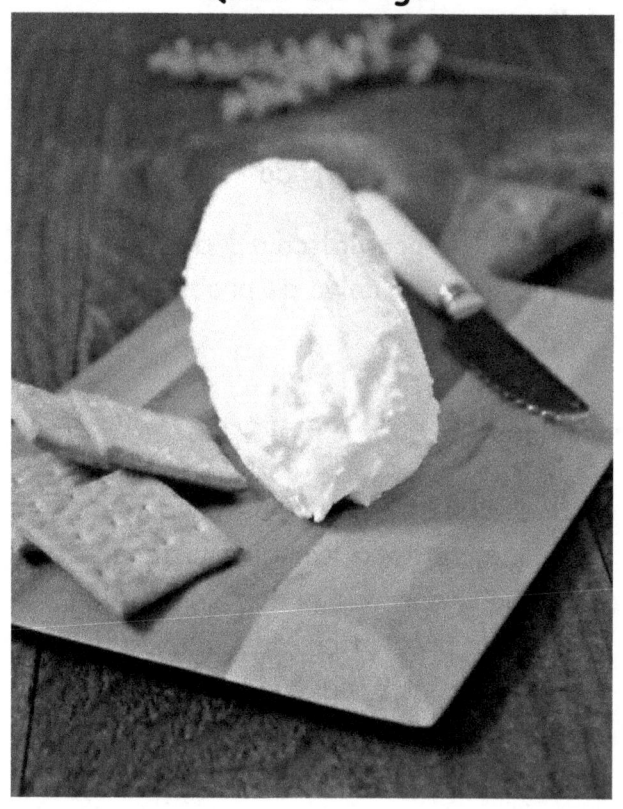

Rinde alrededor de 1 cuarto de galón/litro.

Ingredientes:

- 3 tazas de anacardos crudos sin sal
- 2 tazas de agua filtrada
- 1 cápsula de probiótico o ¼ de cucharadita de polvo de probiótico

Direcciones:

a) En un recipiente mediano de vidrio o cerámica con tapa, combine los anacardos y el agua, y agregue el contenido de la cápsula de probiótico, desechando la cubierta de la cápsula vacía, o el polvo de probiótico; revuelva juntos hasta que se combinen. Cubra y deje reposar durante ocho a veinticuatro horas, dependiendo de qué tan picante le guste su queso de yogur.

b) Haga puré los ingredientes en una licuadora hasta que quede suave. Coloque un colador forrado con una gasa sobre un recipiente hondo para permitir que el exceso de agua se escurra del yogur.

c) Vierta el yogur en el colador forrado con gasa y déjelo reposar durante unas horas hasta que alcance el espesor deseado. Es posible que deba exprimir suavemente el exceso de humedad para asegurarse de que el yogur se espese lo suficiente.

d) Coloque el queso de yogur en un molde forrado con una gasa de su elección y refrigere de cuatro a seis horas o hasta que esté firme. Si lo prefieres, puedes pasar los bordes de la estopilla por encima, pero no es necesario. Retire el queso del molde, luego retire la gasa. Atender.

e) Se conserva en el refrigerador en un recipiente tapado hasta por una semana.

14. Queso Campesino de Almendras

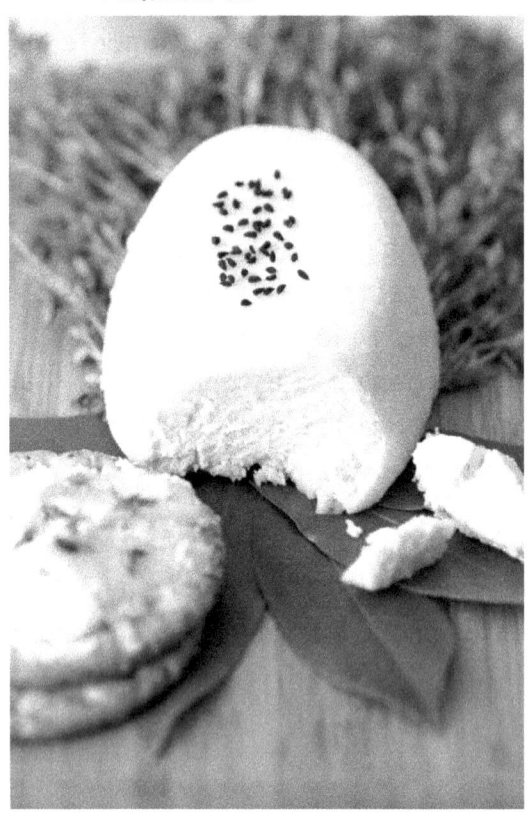

Hace 1 bloque pequeño

Ingredientes:

- 1 cuarto/litro de leche de almendras sin azúcar
- 1 cucharada de vinagre de sidra de manzana casero o comprado en la tienda
- Hierbas frescas, picadas
- 1 cucharadita de sal marina sin refinar

Direcciones:

a) En una olla mediana, caliente la leche a fuego lento, revolviendo ocasionalmente para evitar que se queme o se pegue. Cuando parezca que la leche de almendras está a punto de hervir, retira del fuego; si prefieres usar un termómetro para dulces o para envasar (no es necesario), retira la olla de la estufa cuando la leche alcance los 180 a 190°F.

b) Agregue el vinagre, revuelva suavemente durante unos segundos y luego déjelo reposar durante unos minutos.

c) Mientras el vinagre está funcionando, cubra un colador con una gasa. Una vez que la cuajada y el suero se hayan separado, viértalos sobre un fregadero si desea desechar el suero o sobre un tazón grande si prefiere guardar el suero para usarlo más tarde.

d) Dobla el exceso de estopilla sobre la cuajada y coloca un peso limpio encima; déjelo reposar durante una o dos horas para extraer el suero restante. Alternativamente, simplemente ate las esquinas de la gasa y deje reposar la cuajada durante una o dos horas para continuar escurriendo.

e) Si usa hierbas, agréguelas al queso después de colarlo y antes de colocar el queso en un molde (vea el siguiente paso). Alternativamente, puede forrar el fondo del molde con las hierbas que desee.

f) Agregue la sal hasta que esté bien combinado con el queso, y coloque el queso en un molde o tazón pequeño de vidrio o cerámica y deje reposar en el refrigerador de cuatro a seis horas.

g) Sirva inmediatamente o guárdelo en un plato tapado en el refrigerador hasta por una semana.

15.   Queso De Nuez Y Tomillo

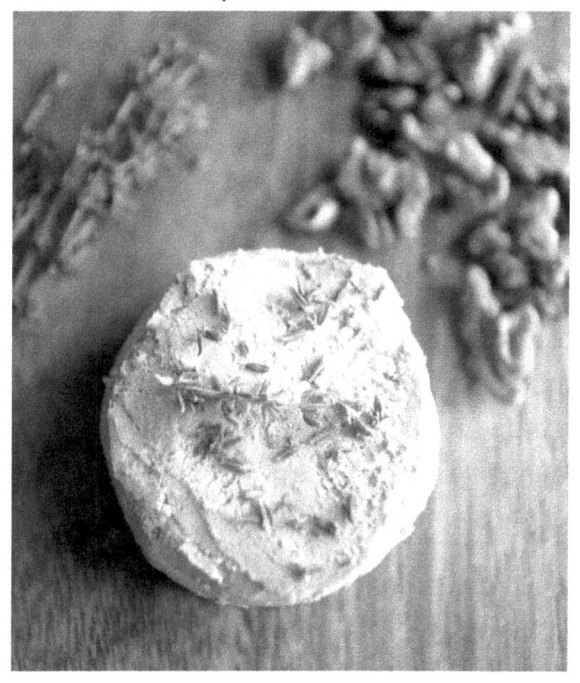

Hace 1 bloque pequeño

Ingredientes:

- 1 taza de nueces crudas sin sal
- ¼ taza de agua filtrada
- 2 cápsulas de probióticos o ½ cucharadita de probiótico en polvo
- 1 cucharadita de aceite de oliva virgen extra
- Tres ramitas de tomillo fresco de 2 pulgadas, y algunas más para decorar (opcional)
- 1 cucharadita de sal marina sin refinar
- ½ taza de aceite de coco

Direcciones:

a) En un tazón pequeño de vidrio o cerámica, combine las nueces y el agua. Vacíe el contenido de las cápsulas de probióticos o el polvo de probióticos en el recipiente y revuelva para combinar.

b) Cubra y deje reposar en un lugar cálido y tranquilo durante dos días.

c) En una sartén pequeña a fuego bajo o medio, saltee el aceite de oliva y el tomillo hasta que las ramitas estén ligeramente crujientes (alrededor de 3 a 5 minutos). Retire del fuego. Una vez que se enfríe, retire las hojas de tomillo de las ramitas y espolvoréelas sobre la base de un plato pequeño de vidrio.

d) Vierte la mezcla de nueces en una licuadora, agrega la sal y el aceite de coco, y licúa hasta que esté completamente suave; viértalo en el plato de vidrio cubierto con hojas de tomillo. Refrigere, sin tapar, hasta que cuaje

e) Retire con cuidado el queso del recipiente de vidrio y sirva boca abajo para que las hojas de tomillo queden encima del queso. Adorne con ramitas de tomillo si lo desea. Se conserva en el frigorífico, tapado, durante aproximadamente un mes.

16. Queso Bracota

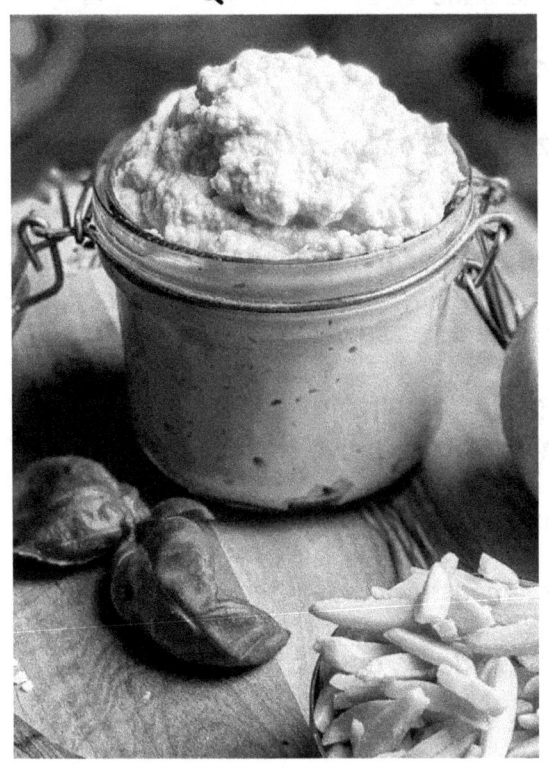

Rinde alrededor de 3 tazas o 1 bloque de tamaño mediano

Ingredientes:

- 1 taza de nueces de Brasil crudas y sin sal
- 1 taza de anacardos crudos sin sal
- 1 taza de agua filtrada
- 2 cápsulas de probióticos o ½ cucharadita de polvo de probióticos
- ⅓ taza de aceite de coco
- 1 cucharadita de sal marina sin refinar
- 1 cucharada de agua filtrada

Direcciones:

a) En un tazón pequeño a mediano con tapa, combine las nueces de Brasil, los anacardos y la taza de agua. Vacíe el contenido de los suplementos probióticos (descartando las cubiertas de las cápsulas vacías) o el polvo probiótico en el recipiente y mezcle.

b) Permita que la mezcla se cultive durante veinticuatro a cuarenta y ocho horas; el tiempo de fermentación más largo desarrollará un sabor más fuerte para el queso.

c) Vierta la mezcla de nuez de Brasil y anacardos en una licuadora. Agregue el aceite, la sal y 1 cucharada de agua, y mezcle hasta que quede suave; esto puede requerir esfuerzo y un tiempo de licuado más largo para asegurar una textura consistentemente suave.

d) Vierta la mezcla en un molde forrado con gasa de su elección. Cubra y refrigere hasta que esté listo (al menos de dos a cuatro horas).

e) Retire el queso del molde y desenvuélvalo de la estopilla. Atender. Refrigere en un recipiente tapado hasta por tres semanas.

17. Queso Crema De Macadamia

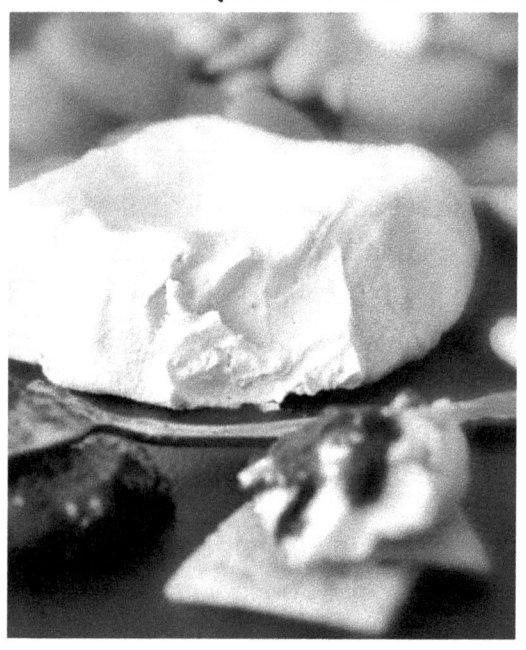

Hace 1 bloque pequeño

Ingredientes:

- ½ taza de nueces de macadamia crudas y sin sal
- ½ taza de anacardos crudos sin sal
- ½ taza de agua filtrada, más 3 cucharadas
- 1 cápsula de probiótico o ¼ de cucharadita de polvo de probiótico
- 3 dátiles Medjool frescos, sin hueso
- ⅓ taza de aceite de coco
- ¼ de cucharadita de sal marina sin refinar

Direcciones:

a) En un recipiente de vidrio o cerámica, combine las nueces de macadamia, los anacardos, ½ taza de agua y la cápsula de probiótico (deseche la cubierta de la cápsula vacía) o el polvo de probiótico; revuelva hasta que se mezcle, y cubra. En un recipiente aparte, mezcle los dátiles con las 3 cucharadas de agua restantes y cubra. Permita que ambos reposen durante la noche durante doce horas.

b) En una licuadora combine ambas mezclas, agregue la sal y mezcle hasta que quede suave. Agregue el aceite de coco y continúe licuando. Es posible que deba empujar los ingredientes hacia abajo con una espátula varias veces para garantizar una consistencia cremosa y suave. Vierta en un plato o molde forrado con una gasa.

c) Refrigere durante una o dos horas, o hasta que esté listo. Atender. Guárdelo en el refrigerador, tapado, hasta por un mes.

18. Queso Ahumado Añejo

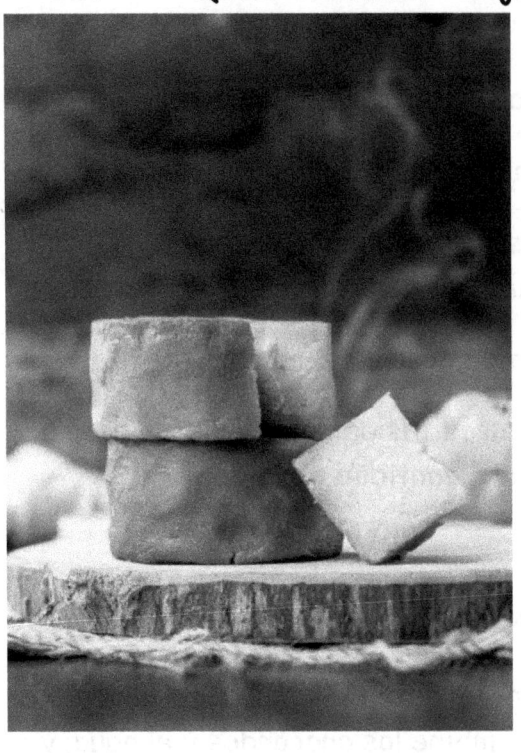

Hace 1 bloque de tamaño mediano

Ingredientes:

- 2 tazas de anacardos crudos sin sal
- 1 taza de agua filtrada
- 2 cápsulas de probióticos o $\frac{1}{2}$ cucharadita de polvo de probióticos
- $\frac{1}{2}$ taza de aceite de coco
- 4 cucharaditas de sal marina sin refinar ahumada, cantidad dividida

Direcciones:

a) En un recipiente de vidrio o cerámica con tapa, combine los anacardos y el agua, y vacíe las cápsulas de probióticos (deseche las cubiertas de las cápsulas vacías) o el polvo de probióticos en la mezcla de anacardos y agua, y revuelva hasta que se mezclen. Cubra y deje reposar durante veinticuatro horas.

b) Vierta los anacardos cultivados y su líquido en una licuadora. Agregue el aceite y 2 cucharaditas de sal, y mezcle hasta que quede suave. Es posible que deba empujar los ingredientes hacia abajo con una espátula varias veces para garantizar una consistencia cremosa y suave.

c) Vierta la mezcla de queso en un recipiente forrado con una gasa que tenga la forma que le gustaría que tuviera el queso terminado. Refrigere de cuatro a seis horas, o hasta que esté firme. Retire el queso del tazón y retire la gasa.

d) Frote suavemente las 2 cucharaditas de sal restantes sobre toda la superficie del queso, incluido el fondo. Coloque con cuidado el queso sobre una rejilla en un lugar fresco, oscuro y tranquilo, y deje que el queso se seque al aire durante siete a veintiocho días, o más si lo desea.

e) Después de que haya añejado el queso, refrigere y sirva, o guárdelo en un recipiente tapado en el refrigerador hasta por un mes.

19. Queso Miso Añejo

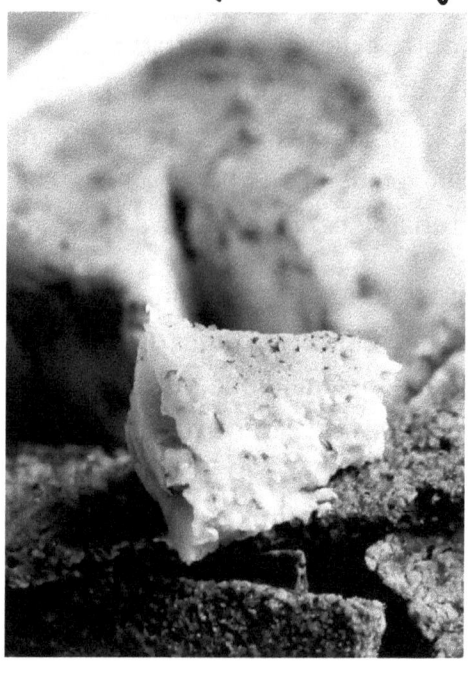

Hace 1 bloque de tamaño mediano

Ingredientes:

- 2 tazas de anacardos crudos sin sal
- 1 taza de agua filtrada
- 1 cucharada de miso oscuro
- 3 cucharaditas de sal marina sin refinar, cantidad dividida
- $\frac{1}{2}$ taza de aceite de coco

Direcciones:

a) En un recipiente de vidrio o cerámica con tapa, combine los anacardos, el agua y el miso, y revuelva hasta que se combinen. Cubra y deje reposar durante veinticuatro horas.

b) Vierta los anacardos cultivados en una licuadora. Agregue 1 cucharadita de sal, así como el aceite, y mezcle hasta que quede suave. Es posible que deba empujar los ingredientes hacia abajo con una espátula varias veces para garantizar una consistencia cremosa y suave.

c) Vierta la mezcla de queso en un recipiente forrado con una gasa que tenga la forma que le gustaría que tuviera el queso terminado. Refrigere de cuatro a seis horas, o hasta que esté firme. Retire el queso del tazón y retire la gasa.

d) Frote suavemente las 2 cucharaditas de sal restantes sobre toda la superficie del queso, incluido el fondo. Colóquelo con cuidado sobre una rejilla en un lugar fresco, oscuro y tranquilo, y deje que el queso se seque al aire durante siete a veintiocho días, o más si lo desea.

e) Después de que haya añejado el queso, refrigere y sirva, o guárdelo en un recipiente tapado en el refrigerador hasta por un mes.

20. Queso Savorella Añejo

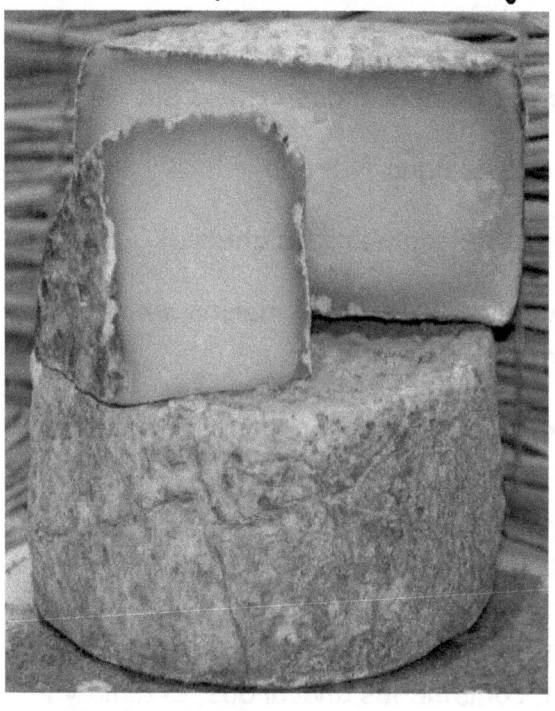

Hace 1 bloque de tamaño mediano

Ingredientes:

- 2 tazas de anacardos crudos sin sal
- ⅔ taza de agua filtrada
- ⅓ taza de salmuera de chucrut
- 3 cucharaditas de sal marina sin refinar, cantidad dividida
- ½ taza de aceite de coco

Direcciones:

a) En un recipiente de vidrio o cerámica con tapa, combine los anacardos, el agua y la salmuera, y revuelva bien. Cubra y deje reposar durante veinticuatro horas.

b) Vierta los anacardos cultivados y su líquido en una licuadora. Agregue 1 cucharadita de sal, así como el aceite, y mezcle hasta que quede suave. Es posible que deba empujar los ingredientes hacia abajo con una espátula varias veces para garantizar una consistencia cremosa y suave.

c) Vierta la mezcla de queso en un recipiente forrado con una gasa que tenga la forma que le gustaría que tuviera el queso terminado. Refrigere de cuatro a seis horas, o hasta que esté firme. Retire del tazón y retire la gasa.

d) Frote suavemente las 2 cucharaditas de sal restantes sobre toda la superficie del queso, incluido el fondo. Colóquelo con cuidado sobre una rejilla en un lugar fresco, oscuro y tranquilo, y deje que el queso se seque al aire durante dos semanas.

e) Después de que haya añejado el queso, refrigere y sirva, o guárdelo en un recipiente tapado en el refrigerador hasta por un mes.

SAUERKRAUT Y ENCURTIDOS

21.   Chucrut Básico

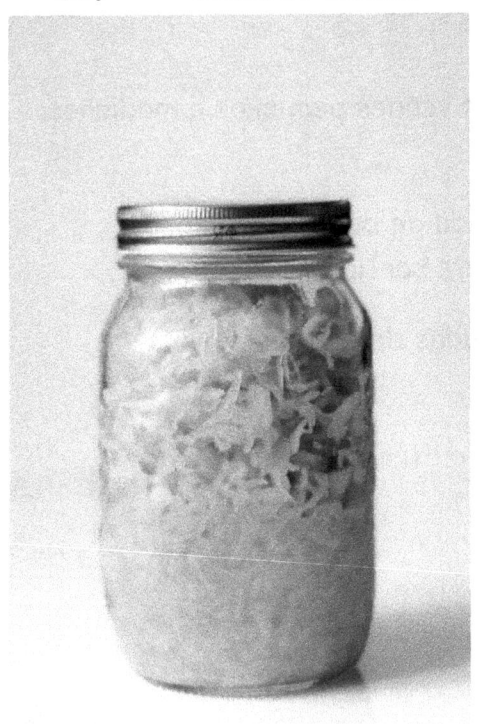

Rinde aproximadamente de 3 a 4 cuartos

Ingredientes:

- 2 repollos verdes pequeños a medianos, rallados
- 1 cucharada de bayas de enebro, toscamente partidas
- 3 cucharadas de sal marina fina sin refinar
- 1 cuarto (o litro) de agua filtrada

Direcciones:

a) Coloque el repollo verde en una olla grande y limpia o en un tazón grande de vidrio o cerámica; empújalo hacia abajo con tu puño limpio o una cuchara de madera para liberar los jugos. Agregue una pizca de las bayas de enebro durante el proceso de agregar el repollo.

b) En una jarra o una taza medidora grande, disuelva la sal en el agua, revolviendo si es necesario para que la sal se disuelva. Vierta el agua salada sobre el repollo hasta que esté sumergido, dejando un par de pulgadas de espacio en la parte superior para que el repollo se expanda.

c) Coloque un plato que quepa dentro de la vasija o tazón sobre la mezcla de repollo y agua, y péselo con pesas aptas para alimentos o un tazón o jarra de agua, asegurándose de que las verduras permanezcan sumergidas en la salmuera mientras fermentan.

d) Cubra con una tapa o un paño y deje que fermente durante al menos dos semanas, revisando periódicamente para asegurarse de que la mezcla de repollo aún esté sumergida por debajo de la línea de agua.

e) Después de dos semanas, el chucrut todavía estará bastante crujiente; si le gusta un chucrut más tradicional, déjelo fermentar por más tiempo para ablandar aún más el repollo.

f) Si se forma moho en la superficie de la vasija, simplemente sáquelo. No estropeará el chucrut a menos que penetre más profundamente en la olla. Puede formarse donde la mezcla se encuentra con el aire, pero rara vez se forma más adentro de la vasija.

g) Después de dos semanas, o más si lo prefiere, sirva el chucrut en frascos o en un tazón, cubra y colóquelo en el refrigerador, donde durará al menos de unos meses a un año.

22. Chucrut especiado

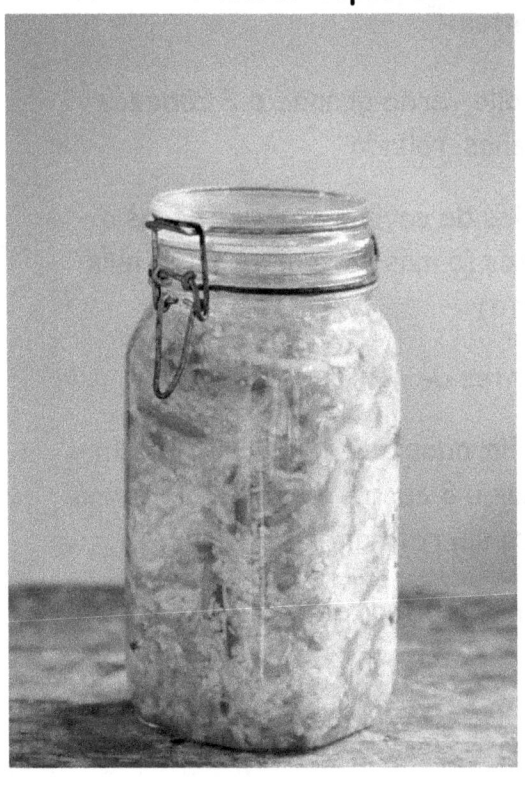

Hace aproximadamente 2 cuartos

Ingredientes:

- 1 repollo verde grande o 2 cabezas pequeñas, rallado
- 6 chiles de cayena enteros secos o frescos (o más para un chucrut más picante)
- 3 dientes de ajo, picados
- 4 cucharadas de sal marina fina sin refinar u 8 cucharadas de sal marina gruesa sin refinar
- 1 cuarto (o litro) de agua filtrada

Direcciones:

a) En una vasija grande y limpia o en un tazón grande de vidrio o cerámica, coloque en capas el repollo verde, los chiles y el ajo hasta que la vasija esté llena o haya usado todos los ingredientes.

b) Usando una cuchara de madera o tu puño limpio, empuja hacia abajo la mezcla de repollo para que quede más compacta y suelte los jugos.

c) En una jarra o taza medidora grande, disuelva la sal en el agua, revolviendo si es necesario para que la sal se disuelva. Vierta el agua salada sobre la mezcla de repollo hasta que los ingredientes estén sumergidos, dejando un par de pulgadas de espacio en la parte superior para que los ingredientes se expandan.

d) Coloque un plato que quepa dentro de la vasija o tazón sobre la mezcla de repollo y agua, y péselo con pesas aptas para alimentos o un tazón o jarra de agua, asegurándose de que las verduras permanezcan sumergidas bajo el agua y la salmuera mientras fermentan.

e) Cubra con una tapa o un paño y deje que fermente durante al menos dos semanas, revisando periódicamente para asegurarse de que la mezcla de repollo aún esté sumergida por debajo de la línea de agua.

f) Si se forma moho en la superficie, simplemente sáquelo. No estropeará el chucrut a menos que penetre más profundamente en la olla. Puede formarse donde la mezcla se encuentra con el aire, pero rara vez se forma más adentro de la vasija.

g) Después de dos semanas, o más si prefiere un chucrut de Tánger, sirva el chucrut en frascos o un tazón, cubra y colóquelo en el refrigerador, donde generalmente durará al menos un año. Sirva cubierto con rodajas de chiles, si lo desea.

23. Chucrut de brócoli en cinco minutos

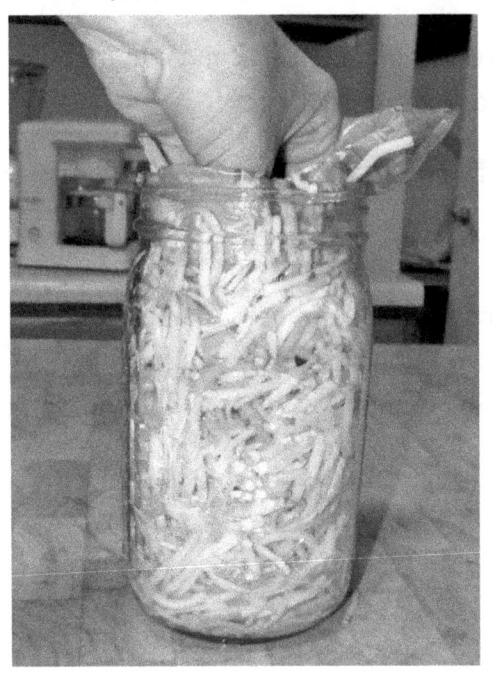

Rinde aproximadamente 1 cuarto

Ingredientes:

- 1 paquete (10 onzas o 282 mg) de mezcla de ensalada de col y brócoli
- 1 pimiento rojo, sin corazón y en juliana
- 1 chile jalapeño, sin corazón y en juliana
- 3 cucharadas de sal marina fina sin refinar o 6 cucharadas de sal marina gruesa sin refinar
- 1 cuarto (o litro) de agua filtrada

Direcciones:

a) En una vasija grande y limpia o en un tazón grande de vidrio o cerámica, alterne capas de ensalada de brócoli, pimiento y chile jalapeño dentro de la vasija hasta que la mezcla quede aproximadamente de 1 a 2 pulgadas de la parte superior de la vasija o tazón o hasta que haya usado todos los ingredientes.

b) Empuje las verduras hacia abajo con el puño limpio o una cuchara de madera para liberar los jugos a medida que avanza.

c) En una jarra o taza medidora grande, disuelva la sal en el agua, revolviendo si es necesario para que la sal se disuelva. Vierta el agua salada sobre la mezcla de verduras hasta que los ingredientes estén sumergidos, dejando un par de pulgadas de espacio en la parte superior para que las verduras se expandan.

d) Coloque un plato que quepa dentro de la vasija o tazón sobre la mezcla de vegetales y agua, y péselo con pesas aptas para alimentos o un tazón o jarra de agua, asegurándose de que las verduras permanezcan sumergidas bajo la salmuera mientras fermentan.

e) Cubra con una tapa o un paño y deje que fermente durante al menos dos semanas, revisando periódicamente para asegurarse de que la mezcla de repollo aún esté sumergida por debajo de la línea de agua. Después de dos semanas, el chucrut todavía estará bastante crujiente; si le gusta un chucrut más tradicional, déjelo fermentar por más tiempo para ablandar aún más el repollo.

f) Si se forma moho en la superficie, simplemente sáquelo. No estropeará el chucrut a menos que penetre más profundamente en la olla. Puede formarse donde la mezcla se encuentra con el aire, pero rara vez se forma más adentro de la vasija.

g) Después de una semana, o más si prefiere un chucrut con sabor a tarta, sirva el chucrut en frascos o en un tazón, cubra y colóquelo en el refrigerador, donde durará al menos de unos meses a un año.

24. Chucrut De Piña

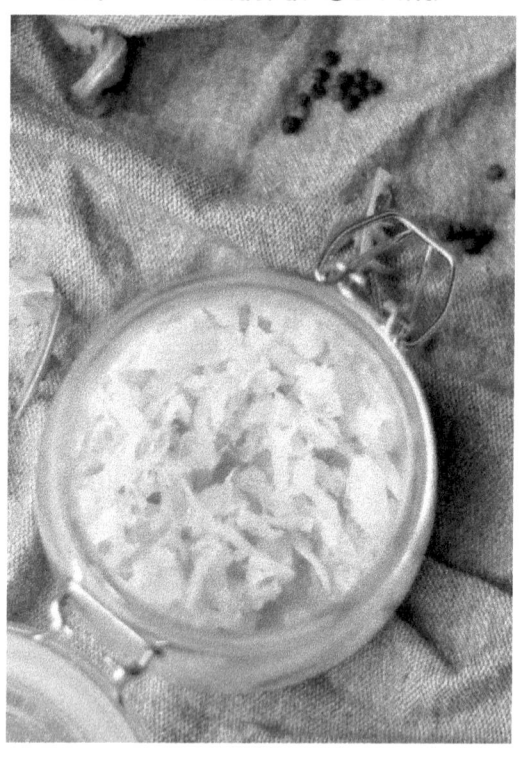

Hace alrededor de 3 cuartos

Ingredientes:

- 1 piña mediana, sin la parte superior, el corazón y la piel, cortada en juliana
- 1 repollo de cabeza mediana, finamente rallado
- 2 zanahorias medianas, ralladas
- $\frac{1}{4}$ de cebolla pequeña, rallada
- 3 cucharadas de sal marina fina sin refinar o 6 cucharadas de sal marina gruesa sin refinar
- 2 cuartos (o litros) de agua filtrada
- Ramas de cilantro para decorar (opcional)

Direcciones:

En una vasija grande y limpia de 4 cuartos de galón o en un tazón grande de vidrio o cerámica, alterne capas de piña, repollo, zanahorias y cebolla hasta que la mezcla esté aproximadamente a 1 a 2 pulgadas de la parte superior de la vasija o tazón o hasta que haya usado todos los ingredientes. Empuje hacia abajo las verduras con el puño limpio o una cuchara de madera para liberar los jugos a medida que avanza.

a) En una jarra o taza medidora grande, disuelva la sal en el agua, revolviendo si es necesario para que la sal se disuelva. Vierta el agua salada sobre la mezcla de piña hasta que los ingredientes estén sumergidos, dejando un par de pulgadas de espacio en la parte superior para que los ingredientes se expandan.

b) Coloque un plato que quepa dentro de la vasija o tazón sobre la mezcla de piña y agua, y péselo con pesas aptas para alimentos o un tazón o jarra de agua, asegurándose de que las frutas y verduras permanezcan sumergidas en la salmuera mientras fermentan.

c) Cubra con una tapa o un paño y deje que fermente durante al menos dos semanas, revisando periódicamente para asegurarse de que la mezcla de piña aún esté sumergida por debajo de la línea de agua.

d) Después de dos semanas, el chucrut todavía estará bastante crujiente; si le gusta un chucrut más tradicional, déjelo fermentar por más tiempo para ablandar aún más el repollo.

e) Si se forma moho en la superficie, simplemente sáquelo. No estropeará el chucrut a menos que penetre más profundamente en la olla. Puede formarse donde la mezcla se encuentra con el aire, pero rara vez se forma más adentro de la vasija.

f) Después de dos semanas, o más si prefiere un chucrut de Tánger, sirva el chucrut en frascos o en un tazón, cubra y colóquelo en el refrigerador, donde durará al menos de unos meses a un año. Sirva cubierto con ramitas de cilantro, si lo desea.

25.   Chucrut Morado

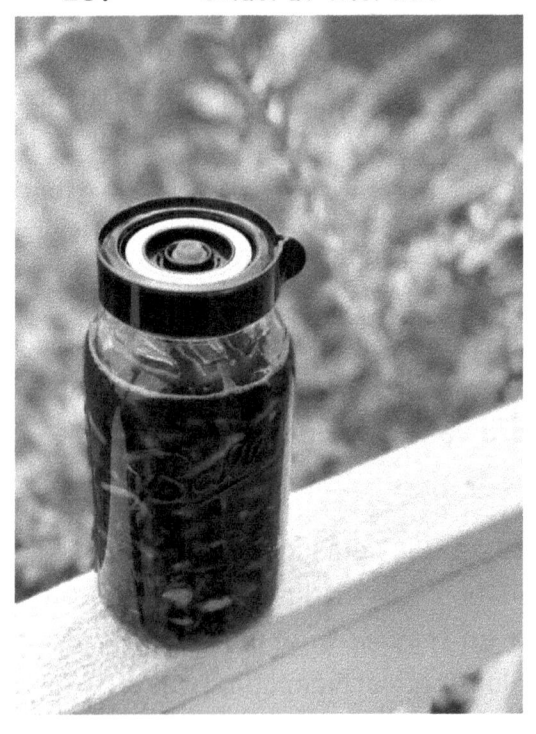

Rinde aproximadamente de 2 a 2½ cuartos

Ingredientes:

- 1 repollo verde de cabeza pequeña, rallado
- 1 repollo morado de cabeza pequeña, rallado
- 2 manzanas, en rodajas finas
- 3 cucharadas de sal marina fina sin refinar o 6 cucharadas de sal marina gruesa sin refinar
- 1 cuarto (o litro) de agua filtrada

Direcciones:

a) En una vasija grande y limpia o en un tazón grande de vidrio o cerámica, coloque en capas el repollo verde, el repollo morado y las manzanas hasta que la mezcla esté aproximadamente a 1 a 2 pulgadas de la parte superior de la vasija o tazón o haya usado todos los ingredientes.

b) Empuje hacia abajo la mezcla de repollo y manzana con el puño limpio o una cuchara de madera para que quede más compacta y suelte los jugos a medida que avanza.

c) En una jarra o taza medidora grande, disuelva la sal en el agua, revolviendo si es necesario para que la sal se disuelva. Vierta el agua salada sobre la mezcla de repollo y manzana hasta que los ingredientes estén sumergidos, dejando un par de pulgadas de espacio en la parte superior para que los ingredientes se expandan.

d) Coloque un plato que quepa dentro de la olla o tazón sobre la mezcla de repollo, manzana y agua, y péselo con pesas aptas para alimentos o un tazón o jarra de agua, asegurándose de que las verduras permanezcan sumergidas en la salmuera mientras fermentan.

e) Cubra con una tapa o un paño y deje que fermente durante al menos dos semanas, revisando periódicamente para asegurarse de que la mezcla de repollo y manzana aún esté sumergida por debajo de la línea de agua. Después de dos semanas, el chucrut todavía estará bastante crujiente; si le gusta un chucrut más tradicional, déjelo fermentar por más tiempo para ablandar aún más el repollo.

f) Si se forma moho en la superficie, simplemente sáquelo. No estropeará el chucrut a menos que penetre más profundamente en la olla. Puede formarse donde la mezcla se encuentra con el aire, pero rara vez se forma más adentro de la vasija.

g) Después de dos semanas, o más si prefiere un chucrut de Tánger, sirva el chucrut en frascos o en un tazón, cúbralo y colóquelo en el refrigerador, donde generalmente durará al menos un año.

26. Encurtidos picantes fermentados con eneldo

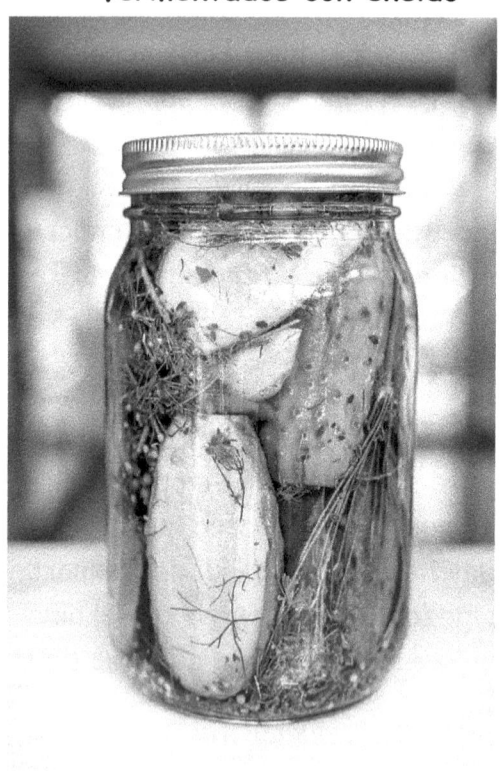

Hace alrededor de 2 cuartos

Ingredientes:

- 4 pepinos grandes o 6 medianos o pepinos limón, cortados en cuartos a lo largo
- 3 chiles de cayena secos
- 2 dientes de ajo
- 4 ramitas de eneldo fresco
- 3 cucharadas de sal marina fina sin refinar o 6 cucharadas de sal marina gruesa sin refinar
- $1\frac{1}{2}$ cuartos (o litros) o 6 tazas de agua filtrada

Direcciones:

a) En una olla grande y limpia o en un tazón grande de vidrio o cerámica, combine los pepinos, los chiles, el ajo y el eneldo.

b) En una jarra o taza medidora grande, disuelva la sal en el agua, revolviendo si es necesario para que la sal se disuelva. Vierta el agua salada sobre la mezcla de pepino hasta que los ingredientes estén sumergidos, dejando un par de pulgadas de espacio en la parte superior para que los ingredientes se expandan.

c) Coloque un plato que quepa dentro de la vasija o tazón sobre la mezcla de pepino y agua, y péselo con pesas aptas para alimentos o un tazón o jarra de agua, asegurándose de que las verduras permanezcan sumergidas en la salmuera mientras fermentan.

d) Cubra con una tapa o un paño y deje que fermente durante cinco a siete días, o más si prefiere un sabor más fuerte; revise la mezcla periódicamente para asegurarse de que aún esté sumergida por debajo de la línea de agua.

e) Si se forma moho en la superficie, simplemente sáquelo. No estropeará los pepinillos a menos que penetre más profundamente en la vasija. Puede formarse donde la mezcla se encuentra con el aire, pero rara vez se forma más adentro de la vasija.

f) Después de una semana, o más si prefiere un pepinillo tanger, reparta los pepinillos en frascos o en un tazón, cubra y colóquelos en el refrigerador, donde generalmente durarán hasta un año.

27.   salsa salvadoreña

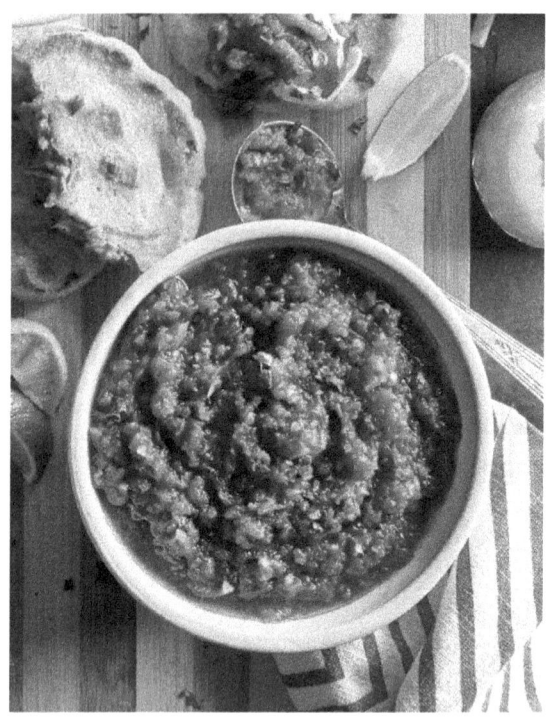

Rinde alrededor de 1 cuarto de galón/litro.

Ingredientes:

- ½ repollo verde
- 1 a 2 zanahorias
- 1 manzana verde, sin corazón y en cuartos
- Un trozo de jengibre fresco de 2 pulgadas
- ½ chile cayena
- ½ cebolla morada pequeña
- Una pieza de cúrcuma fresca de 2 pulgadas
- 3 cucharadas de sal marina fina sin refinar o 6 cucharadas de sal marina gruesa sin refinar
- 1 cuarto (o litro) de agua filtrada

Direcciones:

a) Con un procesador de alimentos con una cuchilla para rallar gruesa, triture el repollo, las zanahorias, la manzana, el jengibre, el chile, la cebolla y la cúrcuma.

b) Transfiera a una olla o un tazón grande de vidrio o cerámica, y mezcle bien.

c) En una jarra o taza medidora grande, disuelva la sal en el agua, revolviendo si es necesario para que la sal se disuelva. Vierta el agua salada sobre la mezcla de salsa hasta que los ingredientes estén sumergidos, dejando un par de pulgadas de espacio en la parte superior para que los ingredientes se expandan.

d) Coloque un plato que quepa dentro de la vasija o tazón sobre la mezcla de salsa y agua, y péselo con pesas aptas para alimentos o un tazón o jarra de agua, asegurándose de que las verduras permanezcan sumergidas bajo la salmuera mientras fermentan.

e) Cubra con una tapa o un paño y deje que fermente durante cinco a siete días, revisando periódicamente para asegurarse de que la mezcla de salsa aún esté sumergida por debajo de la línea de agua.

f) Después de una semana, sirva la salsa en frascos o en un tazón, cubra y coloque en el refrigerador, donde generalmente durará hasta un año.

28. Zanahorias con anís estrellado

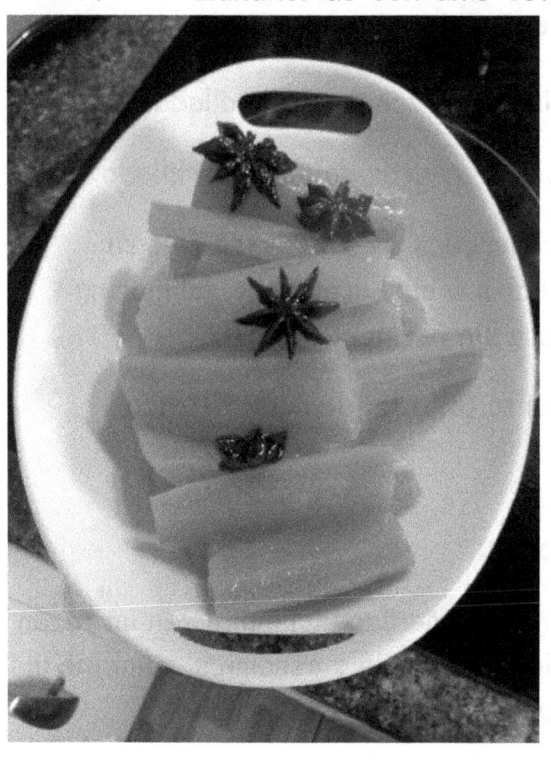

Rinde alrededor de 1 cuarto de galón/litro.

Ingredientes:

- 1½ libras de zanahorias, ralladas
- 3 vainas enteras de anís estrellado
- 3 cucharadas de sal marina fina sin refinar o 6 cucharadas de sal marina gruesa sin refinar
- 1 cuarto (o litro) de agua filtrada

Direcciones:

a) En una olla mediana y limpia o en un tazón mediano de vidrio o cerámica, combine las zanahorias y el anís estrellado.

b) En una jarra o taza medidora grande, disuelva la sal en el agua, revolviendo si es necesario para que la sal se disuelva.

c) Vierta el agua salada sobre la mezcla de zanahoria hasta que los ingredientes estén sumergidos, dejando un par de pulgadas de espacio en la parte superior para que los ingredientes se expandan.

d) Coloque un plato que quepa dentro de la vasija o tazón sobre la mezcla de zanahoria y agua, y péselo con pesas aptas para alimentos o un tazón o jarra de agua, asegurándose de que las zanahorias permanezcan sumergidas bajo la salmuera mientras fermentan.

e) Cubra con una tapa o un paño y deje que fermente durante siete días, revisando periódicamente para asegurarse de que la mezcla de zanahoria aún esté sumergida por debajo de la línea de agua.

f) Si se forma moho en la superficie, simplemente sáquelo. No echará a perder las zanahorias a menos que penetre más profundamente en la olla. Puede formarse donde la mezcla se encuentra con el aire, pero rara vez se forma más adentro de la vasija.

g) Después de una semana, reparta las zanahorias en frascos o en un tazón, cubra y coloque en el refrigerador, donde generalmente durará hasta un año.

29. Cebollas Cultivadas

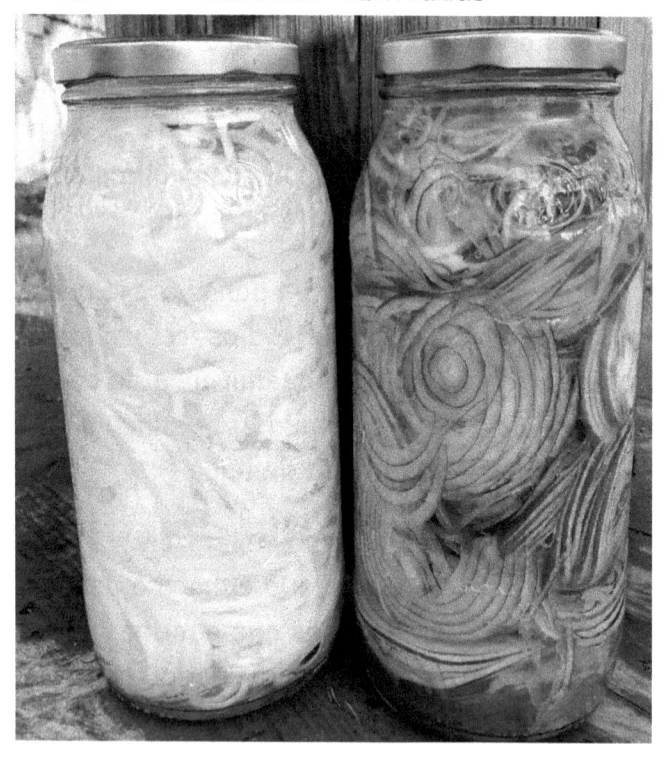

Hace alrededor de 2 tazas

Ingredientes:

- 2 cebollas pequeñas o 1 cebolla grande, picada en rodajas finas
- 1 cucharada más 1 cucharadita de sal marina fina sin refinar
- 1 taza de agua filtrada

Direcciones:

a) Coloque las cebollas en un frasco pequeño con cierre hermético. En una taza medidora, disuelva la sal en el agua, revolviendo si es necesario para que la sal se disuelva.

b) Vierta el agua salada sobre las cebollas en el frasco hasta que los ingredientes estén sumergidos, dejando un poco de espacio en la parte superior para que las cebollas se expandan.

c) Pese con un molde pequeño, pesas aptas para alimentos o pesas de fermentación.

d) Cubrir con una tapa o un paño y dejar fermentar de dos a siete días. Los tiempos de fermentación más cortos dan como resultado cebollas más fuertes, y los tiempos de fermentación más largos suavizan el sabor de la cebolla y aumentan el contenido de probióticos.

e) Después del tiempo de fermentación deseado, retire los pesos, selle y almacene en el refrigerador, donde las cebollas generalmente durarán hasta un año.

30.   salsa picante al rojo vivo

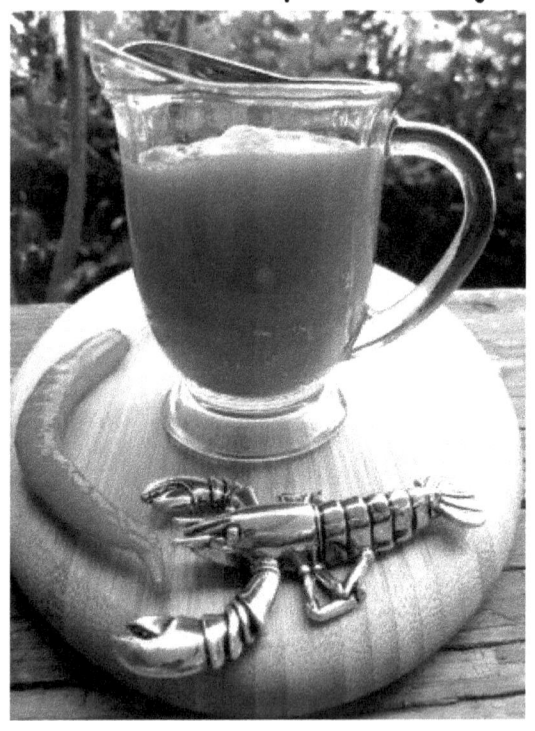

Hace alrededor de 2 a 3 tazas

Ingredientes:

- 1 libra de chiles rojos
- 4 cucharadas de sal marina fina sin refinar u 8 cucharadas de sal marina gruesa sin refinar
- 5 tazas de agua filtrada

Direcciones:

a) Lava los chiles y colócalos en un frasco de vidrio o cerámica con boca ancha o en un bowl.

b) En una jarra o taza medidora grande, disuelva la sal en el agua, revolviendo si es necesario para que la sal se disuelva. Vierta el agua salada sobre los chiles hasta que estén sumergidos, dejando un par de pulgadas de espacio en la parte superior para que los ingredientes se expandan.

c) Coloque un plato que quepa dentro del frasco o tazón sobre la mezcla de chile y agua, y péselo con pesas aptas para alimentos o un tazón pequeño o frasco de agua, asegurándose de que los chiles permanezcan sumergidos en la salmuera mientras fermentan.

d) Cubra con una tapa o un paño y deje que fermente durante siete días, revisando periódicamente para asegurarse de que los chiles aún estén sumergidos por debajo de la línea de agua. Cuele la salmuera y resérvela para agregarla, según sea necesario, a los chiles para obtener la consistencia de salsa picante deseada.

e) Coloque los chiles en una licuadora y mezcle con suficiente salmuera para obtener una salsa picante un poco más delgada de lo que le gustaría; se espesará a medida que se asiente. Vierta en un frasco o tazón, cubra y refrigere, donde debería durar aproximadamente un mes.

31. Ensalada Picada Fermentada

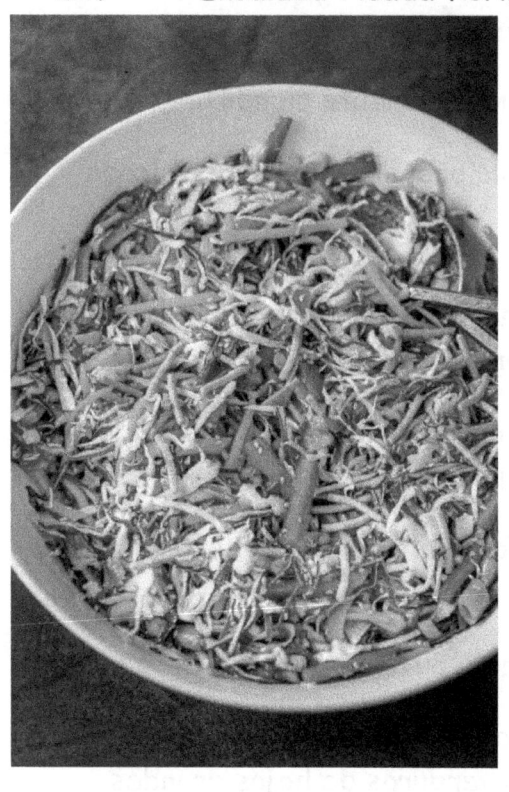

Hace alrededor de 6 tazas

Ingredientes:

- 1 rábano, finamente picado
- ½ cebolla pequeña, finamente picada
- 1 nabo, picado en trozos de ½ pulgada
- 1 zanahoria, picada en trozos de ½ pulgada
- 3 manzanas pequeñas, picadas en trozos de ½ pulgada
- Un puñado de judías verdes, picadas en trozos de 1 pulgada
- 1 colinabo, picado en trozos de ½ pulgada
- 1 a 2 hojas de parra, hojas de col rizada u otras verduras de hojas grandes (opcional)
- 3 cucharadas de sal marina fina sin refinar o 6 cucharadas de sal marina gruesa sin refinar
- 1 cuarto (o litro) de agua filtrada

Direcciones:

a) En un tazón mediano, mezcle el rábano, la cebolla, el nabo, la zanahoria, las manzanas, las judías verdes y el colinabo; transferir a una olla pequeña. Coloque las hojas de parra u otras verduras de hoja verde sobre los ingredientes picados de la ensalada para ayudar a mantenerlos debajo de la salmuera, y péselos con pesas aptas para alimentos o un frasco o recipiente con agua.

b) En una jarra o taza medidora grande, disuelva la sal en el agua, revolviendo si es necesario para que la sal se disuelva. Vierta la salmuera sobre la ensalada, cúbrala con una tapa o un paño y déjela fermentar durante una semana.

c) Retire los pesos y retire y deseche las hojas de parra u otras verduras de hoja verde. Sirva en frascos o en un tazón, cubra y refrigere, donde la ensalada debe durar de seis meses a un año.

32. Bocaditos de encurtidos de pepino y eneldo

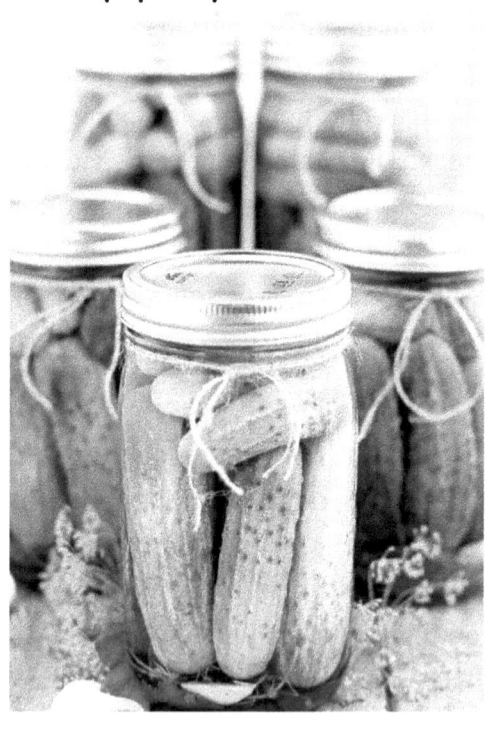

Hace alrededor de 4 tazas

Ingredientes:

- 1 pepino grande, o 2 o 3 pepinos de limón, picados en trozos de 1 a 2 pulgadas

- 2 a 3 ramitas medianas de eneldo fresco

- 3 cucharadas de sal marina fina sin refinar o 6 cucharadas de sal marina gruesa sin refinar

- 1 cuarto (o litro) de agua filtrada

Direcciones:

a) Coloque los pepinos en un tarro de albañil grande, intercalando ramitas de eneldo a medida que avanza. Pese los pepinos con un peso limpio apto para alimentos dentro del tarro de albañil.

b) En una jarra o taza medidora grande, disuelva la sal en el agua, revolviendo si es necesario para que la sal se disuelva.

c) Vierta el agua salada sobre los pepinos hasta que estén sumergidos, dejando un poco de espacio en la parte superior para que los ingredientes se expandan.

d) Cubra con una tapa y deje que fermente durante cinco a siete días, o hasta que los pepinos hayan alcanzado la acidez deseada.

e) Retire los pesos, vuelva a colocar la tapa y refrigere, donde los encurtidos durarán de seis meses a un año.

33. Encurtidos De Calabacín

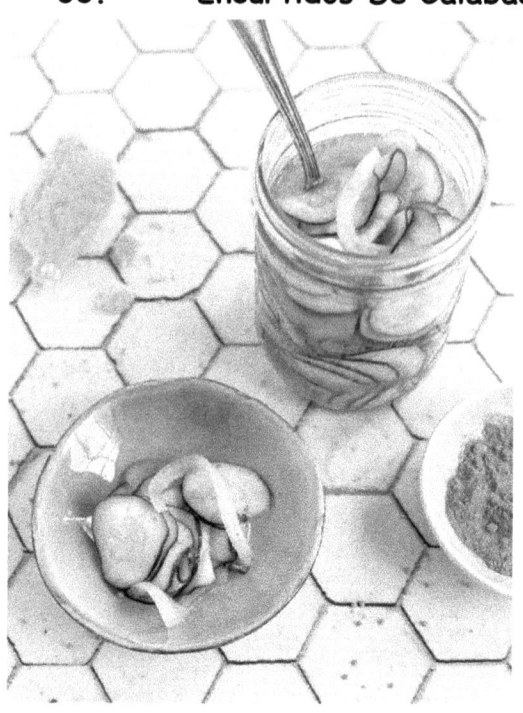

Hace alrededor de 8 tazas

Ingredientes:

- ½ cucharadita de semillas de cilantro enteras
- ½ chile de cayena seco, triturado
- 2 dientes enteros
- ½ cucharadita de semillas de anís
- ½ cucharadita de semillas de mostaza
- ½ cucharadita de cúrcuma molida
- ¼ de cucharadita de pimienta molida
- 2 calabacines grandes o 4 pequeños, cortados en trozos de 1 pulgada o en tiras largas y delgadas, de aproximadamente 3 pulgadas de largo, ½ pulgada de ancho
- 3 cucharadas de sal marina fina sin refinar o 6 cucharadas de sal marina gruesa sin refinar
- 2 cuartos (o litros) de agua filtrada

Direcciones:

a) Combine el cilantro, el chile, los clavos, el anís, la mostaza, la cúrcuma y la pimienta en una olla pequeña a mediana. Agregue el calabacín y revuelva para combinar. Pese los calabacines con pesas limpias y aptas para alimentos o con un frasco o recipiente con agua.

b) En una jarra o taza medidora grande, disuelva la sal en el agua, revolviendo si es necesario para que la sal se disuelva. Vierta el agua salada en la vasija hasta que los ingredientes estén sumergidos, dejando un par de pulgadas de espacio en la parte superior para que los ingredientes se expandan.

c) Cubra con una tapa o un paño y déjelo fermentar durante cinco a siete días, o hasta que alcance el sabor deseado. Retire los pesos, sirva en frascos o en un tazón, cubra y refrigere, donde los pepinillos deben durar de seis meses a un año.

34. Encurtidos para tacos

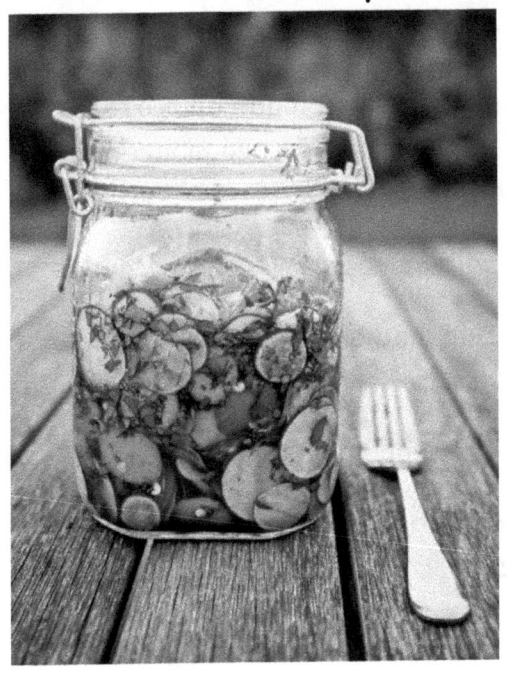

Rinde alrededor de 1 cuarto de galón/litro.

Ingredientes:

- ½ coliflor mediana, picada en trozos grandes del tamaño de una moneda de cinco centavos
- ¼ de repollo, picado en trozos grandes
- 1 zanahoria mediana, picada en trozos grandes
- ½ chile jalapeño, finamente picado
- ¼ de pimiento rojo, picado en trozos grandes
- ½ tallo de apio, picado en trozos grandes
- 1 cucharada de cúrcuma en polvo
- 1 cuarto (o litro) de agua filtrada
- 3 cucharadas de sal marina fina sin refinar o 6 cucharadas de sal marina gruesa sin refinar

Direcciones:

a) En una olla pequeña a mediana, combine la coliflor, el repollo, la zanahoria, el jalapeño, el pimiento y el apio, y revuelva hasta que estén bien mezclados.

b) En un tazón pequeño o jarra, mezcle el polvo de cúrcuma, el agua y la sal hasta que la sal marina se haya disuelto. Vierta la mezcla de agua salada sobre las verduras picadas hasta que los ingredientes estén sumergidos, dejando un par de pulgadas de espacio en la parte superior para que los ingredientes se expandan. Pese las verduras con pesas limpias y aptas para alimentos o con un frasco o recipiente con agua para mantener las verduras sumergidas. Cubrir con una tapa o un paño y dejar fermentar durante cinco días.

c) Retire los pesos, transfiera las verduras y un poco de salmuera a frascos o un tazón, cubra y refrigere, donde debería durar hasta un año.

35.　　kimchi blanco

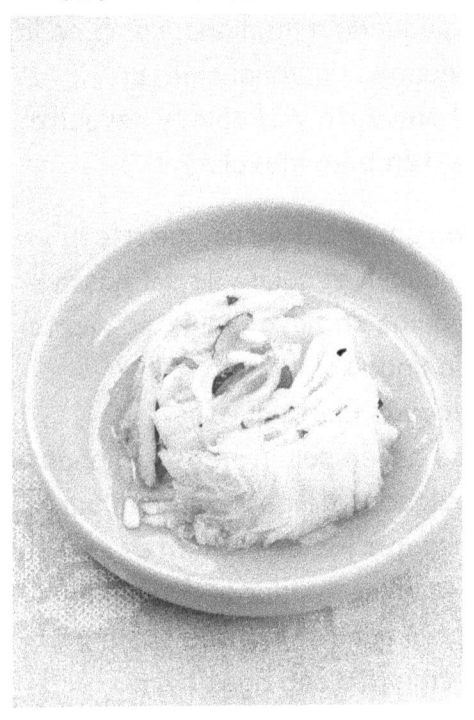

Hace alrededor de 4 cuartos

Ingredientes:

- 1 repollo Napa grande (alrededor de 2$\frac{1}{2}$ libras), cortado en cuartos, sin el tallo y cortado en trozos de 1 pulgada

- 1 zanahoria grande, cortada en juliana en tiras de 2 pulgadas de largo

- 1 rábano español negro grande o 3 rábanos rojos, en juliana

- 1 pimiento rojo, sin semillas, sin corazón y en juliana

- 3 ramitas de cebolla verde o cebollino, picadas en trozos de 1 pulgada

- 2 peras (yo uso peras rojas, pero puedes usar cualquier tipo disponible), sin tallo, sin semillas y en cuartos

- 3 dientes de ajo, pelados

- $\frac{1}{2}$ cebolla pequeña, en cuartos

- jengibre fresco de 1 pulgada

- 3 cucharadas de sal marina fina sin refinar o 6 cucharadas de sal marina gruesa sin refinar

- 6 tazas de agua filtrada

Direcciones:

a) En un tazón grande, combine el repollo, la zanahoria, el rábano, el pimiento y las cebollas verdes.

b) Combine las peras, el ajo, la cebolla y el jengibre en un procesador de alimentos y mezcle hasta obtener un puré. Vierta la mezcla de pera sobre las verduras picadas. Agregue la sal y mezcle todas las verduras hasta que estén cubiertas uniformemente con el puré de pera y la sal.

c) Coloque la mezcla de vegetales en una olla grande y vierta el agua sobre ella.

d) Coloque un plato que quepa dentro de la olla para cubrir las verduras y mantenerlas sumergidas.

e) Coloque pesas aptas para alimentos o un recipiente de vidrio o un frasco lleno de agua encima del plato para mantener las verduras sumergidas.

f) Cubra con una tapa y guárdelo en un lugar fresco y tranquilo durante aproximadamente una semana o hasta que haya alcanzado el nivel de acidez deseado.

g) Transfiera a frascos o un tazón, cubra y refrigere, donde el kimchi debería durar hasta un año.

CULTIVOS DE FRUTAS Y VINAGRES

36. Chutney de durazno picante cultivado

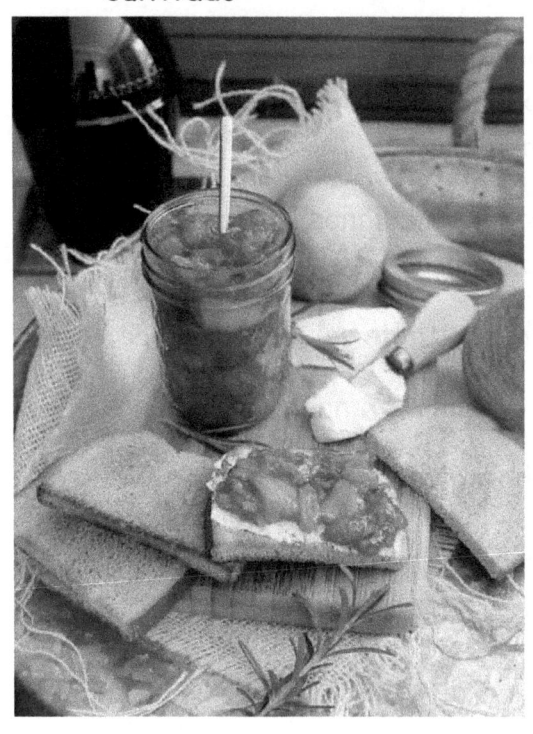

Hace aproximadamente 2 a 3 tazas

Ingredientes:

- ½ cebolla pequeña, picada (aproximadamente ⅓ taza picada) y salteada
- 2 duraznos medianos, sin hueso y picados en trozos grandes
- ½ cucharadita de sal marina sin refinar
- Pizca de pimienta negra
- ⅛ cucharadita de clavo
- ¼ de cucharadita de cúrcuma en polvo
- ½ cucharadita de cilantro molido
- ½ cucharadita de canela
- 1 pimienta de cayena, seca y triturada
- 3 cucharadas de suero de leche, 2 cápsulas de probióticos o ½ cucharadita de polvo de probióticos

Direcciones:

a) Combina todos los ingredientes en un tazón; si está usando cápsulas de probióticos, vacíe el contenido en la mezcla de frutas y deseche las cubiertas de las cápsulas vacías.

b) Mezcle hasta que se mezcle bien. Vierta la mezcla en un tarro de medio cuarto de galón con tapa, cubra y deje a temperatura ambiente durante aproximadamente doce horas.

c) Refrigere, donde debe mantenerse durante unos cuatro días.

37. Dulces Melocotones De Vainilla

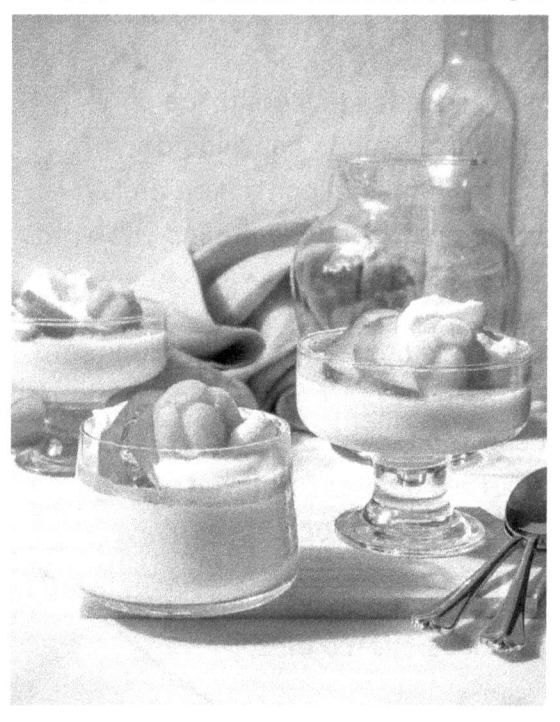

Hace alrededor de 5 tazas

Ingredientes:

- 5 duraznos medianos, sin hueso y picados en trozos grandes (alrededor de 5 tazas picadas)
- $\frac{1}{2}$ cucharadita de vainilla en polvo
- $\frac{1}{2}$ cucharadita de cardamomo en polvo (opcional)
- 1 cucharada de jarabe de arce puro
- 2 cucharadas de suero

Direcciones:

a) En un tazón grande, combine todos los ingredientes y mezcle bien. Saque la mezcla en un tarro de albañil de 1 cuarto, cubra y deje reposar durante doce horas.

b) Refrigere, donde se debe mantener durante cuatro días.

38.   vinagre de manzano

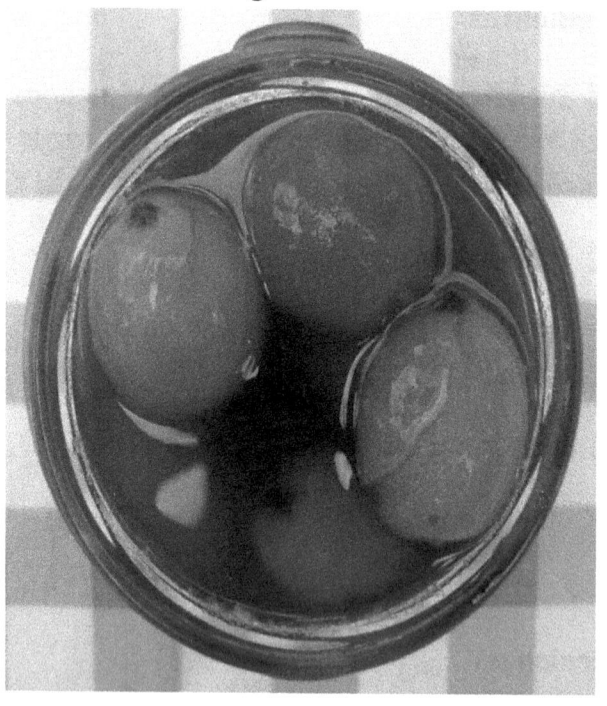

Rinde alrededor de 1 cuarto de galón/litro.

Ingredientes:

- ½ taza de azúcar de coco
- 1 cuarto (o litro) de agua filtrada
- Alrededor de 2 libras de manzanas silvestres

Direcciones:

a) En una jarra o taza medidora grande, mezcle el azúcar y el agua, revolviendo si es necesario para que el azúcar se disuelva.

b) Coloque las manzanas silvestres en un frasco de 1 cuarto de galón completamente limpio con una boca ancha, dejando aproximadamente 1 pulgada en la parte superior del frasco. Vierta la solución de agua y azúcar sobre las manzanas silvestres, dejando aproximadamente ¾ de pulgada en la parte superior del frasco. Los manzanos silvestres flotarán hacia la parte superior y algunos no se sumergirán, pero está bien.

c) Cubra la abertura con unas pocas capas de estopilla limpia y coloque una banda elástica alrededor de la boca del frasco o vasija para mantener la estopilla en su lugar.

d) Todos los días, retira la gasa y revuelve para cubrir las manzanas silvestres con la solución de agua azucarada, y vuelve a cubrir con la gasa cuando hayas terminado. Esto debe hacerse todos los días para asegurarse de que las manzanas no se enmohezcan durante el proceso de fermentación.

e) Después de dos semanas, cuele las manzanas silvestres, reservando el líquido; puedes agregar las manzanas silvestres a tu compost. Vierta el líquido en una botella y ciérrela con una tapa hermética o un corcho. El vinagre se conserva durante aproximadamente un año.

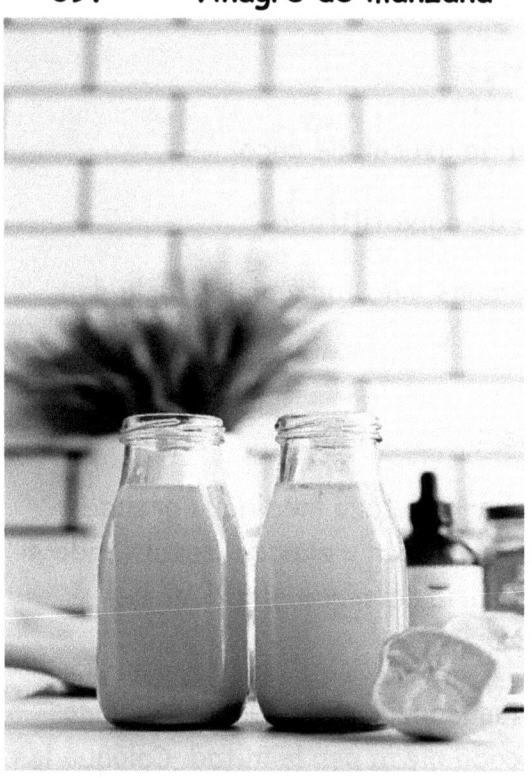

39. Vinagre de manzana

Hace alrededor de ½ a 1 cuarto de galón/litro

Ingredientes:

- ½ taza de azúcar de coco
- 1 litro de agua filtrada
- 4 manzanas, núcleos y pieles incluidas

Direcciones:

a) En una jarra o taza medidora grande, mezcle el azúcar y el agua, revolviendo si es necesario para que el azúcar se disuelva.

b) Corta las manzanas en cuartos y luego corta cada pieza por la mitad. Coloque los trozos de manzana, incluidos los corazones y las pieles, en un frasco o vasija de 1 a 2 cuartos de galón, dejando alrededor de 1 a 2 pulgadas en la parte superior del frasco.

c) Vierta la solución de agua y azúcar sobre las manzanas, dejando alrededor de ¾ de pulgada en la parte superior del frasco. Las manzanas flotarán hasta la parte superior y algunas no se sumergirán, pero está bien.

d) Cubra la abertura con unas pocas capas de estopilla limpia y coloque una banda elástica alrededor de la boca del frasco o vasija para mantener la estopilla en su lugar.

e) Todos los días, retira la gasa y revuelve para cubrir las manzanas con la solución de agua azucarada, y vuelve a cubrir con la gasa cuando hayas terminado. Debes hacerlo todos los días para asegurarte de que las manzanas no se enmohezcan durante el proceso de fermentación.

f) Pasadas dos semanas, cuela las manzanas, reservando el líquido; Puedes agregar las manzanas a tu compost. Vierta el líquido en una botella y ciérrela con una tapa hermética o un corcho. El vinagre se conserva durante aproximadamente un año.

g) Empújelos a través de un exprimidor eléctrico para hacer jugo de manzana. Si no tiene un exprimidor, simplemente corte las manzanas en cuartos y hágalas puré en un procesador de alimentos.

h) Luego empuje la pulpa de manzana a través de un tamiz forrado con muselina o una bolsa de muselina para eliminar la fibra del jugo.

i) Vierta el jugo en jarras o botellas de vidrio limpias y oscuras sin taparlas. Cubra la parte superior con unas pocas capas de gasa y manténgalas en su lugar con una banda elástica.

j) Guarde las botellas o frascos en un lugar fresco y oscuro durante tres semanas a seis meses.

40. vinagre de piña

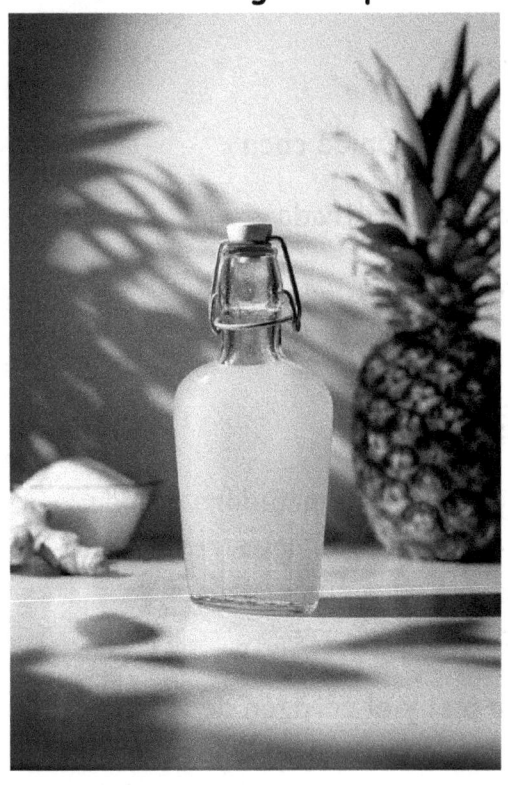

Hace alrededor de ½ a 1 cuarto de galón/litro

Ingredientes:

- ½ taza de azúcar de coco
- 1 litro de agua filtrada
- 1 piña mediana

Direcciones:

a) En una jarra o taza medidora grande, mezcle el azúcar y el agua, revolviendo si es necesario para que el azúcar se disuelva.

b) Retire la piel y el corazón de la piña. Deja la carne de la fruta a un lado para otro uso. Picar en trozos grandes las pieles y el corazón. Coloque los trozos de piña en un frasco o vasija de 1 a 2 cuartos, dejando alrededor de 1 a 2 pulgadas en la parte superior del frasco.

c) Vierta la solución de agua y azúcar sobre la cáscara y el corazón de la piña, dejando aproximadamente $\frac{3}{4}$ de pulgada en la parte superior del frasco. Las piezas flotarán hacia la parte superior y algunas no se sumergirán, pero está bien.

d) Cubra la abertura con unas pocas capas de estopilla limpia y coloque una banda elástica alrededor de la boca del frasco o vasija para mantener la estopilla en su lugar.

e) Todos los días, retire la estopilla y revuelva para cubrir los trozos de piña con la solución de agua y azúcar. Debes hacerlo todos los días para asegurarte de que los trozos de piña no se enmohezcan durante el proceso de fermentación.

f) Pasadas dos semanas, cuela los trozos de piña, reservando el líquido; Puedes agregar la piña a tu compost. Vierta el líquido en una botella y ciérrela con una tapa hermética o un corcho. El vinagre se conserva durante aproximadamente un año.

BEBIDAS CULTIVADAS

41.   Kéfir Vegano

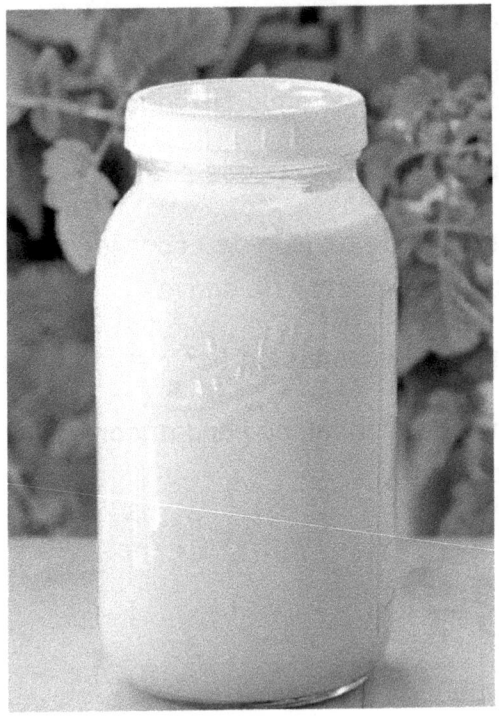

Rinde alrededor de 1 cuarto de galón/litro.

Ingredientes:

- 1 cuarto (o litro) de agua filtrada
- ½ taza de anacardos crudos sin sal
- 1 cucharadita de azúcar de coco, jarabe de arce puro o néctar de agave
- 1 cucharada de granos de kéfir
- Secciones de mandarina para decorar (opcional)

Direcciones:

a) En una licuadora, mezcle el agua, los anacardos y el azúcar de coco (o el jarabe de arce o el néctar de agave) hasta que quede suave y cremoso.

b) Vierta la leche de marañón en un frasco de vidrio de $1\frac{1}{2}$ a 2 cuartos, asegurándose de que esté lleno a menos de 2/3. Agregue los granos de kéfir, revuelva y coloque la tapa en el frasco.

c) Deje el frasco a temperatura ambiente durante veinticuatro a cuarenta y ocho horas, agitándolo suavemente periódicamente. La leche de marañón se volverá algo burbujeante, luego comenzará a coagularse y separarse; simplemente agítelo para volver a mezclar el kéfir, o saque la cuajada más espesa y utilícela como si fuera queso blando o crema agria.

d) Refrigere hasta por una semana. Cuando esté listo para servir el kéfir, viértalo en un vaso y adorne el borde del vaso con rodajas de mandarina, si lo desea.

42. Té Negro Kombucha

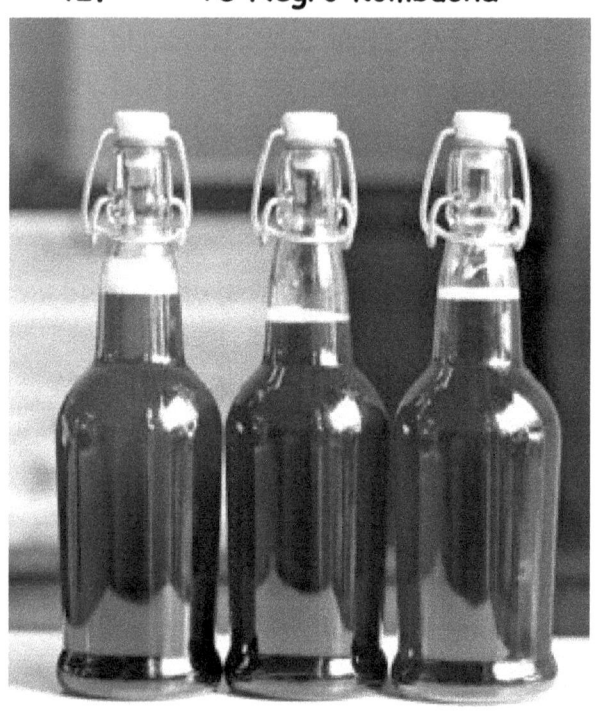

Rinde alrededor de 3½ cuartos/litros

Ingredientes:

- 4 cuartos (o litros) de agua filtrada
- 1 taza de azúcar sin refinar
- 4 bolsitas de té negro o 4 cucharaditas colmadas de té de hojas sueltas
- 1 cultivo iniciador de kombucha

Direcciones:

a) En una olla grande de acero inoxidable, hierva el agua, agregue el azúcar y revuelva hasta que el azúcar se disuelva por completo.

b) Agregue las bolsitas de té negro o el té suelto y hierva durante 10 minutos más para eliminar cualquier microbio no deseado que pueda estar presente en las bolsitas de té.

c) Apaga el fuego y deja reposar el té durante 15 minutos; Retire las bolsitas de té.

d) Permita que el té se enfríe a temperatura ambiente o temperatura ligeramente tibia; no debe estar a más de 70 °F o 21 °C para garantizar que el cultivo de kombucha no se dañe.

e) Vierta el té remojado en una vasija de cerámica grande o en una jarra de agua de vidrio de boca ancha, como las que se usan para hacer té helado.

f) Agregue al té el cultivo iniciador de kombucha junto con cualquier té que haya venido.

g) Cubra la parte superior de la vasija o jarra con un trozo de lino o algodón limpio (evite usar gasa, ya que es demasiado porosa) y coloque una banda elástica alrededor del borde para mantener la tela en su lugar; como alternativa, puede usar cinta adhesiva alrededor del borde para sujetar el paño en su lugar y asegurarse de que no caiga en la vasija o la jarra.

h) Coloque la vasija o jarra en un lugar tranquilo con ventilación de aire, en un área cálida pero no iluminada por el sol, donde no sea molestada.

i) El rango ideal de temperatura de fermentación es de 73 a 82°F, o de 23 a 28°C. Una vez que hayas encontrado un lugar para ello, no muevas la vasija o la jarra mientras la kombucha se fermenta, ya que puede interferir con el proceso de cultivo.

j) Espera de cinco a seis días para cosechar tu kombucha. Primero, verifica el sabor: si es más dulce de lo que te gustaría, déjalo fermentar uno o dos días más. Si tiene un sabor avinagrado, es posible que deba embotellar lotes futuros después de fermentar un período de tiempo más corto; todavía está bien para beber, pero es posible que deba diluirlo con agua cuando lo beba para evitar irritar la garganta o el estómago.

k) Vierta todas menos aproximadamente 2 tazas de su kombucha fermentada en un frasco de vidrio, un recipiente con tapa o varios frascos de vidrio resellables de una sola porción (las botellas de gaseosas antiguas con la tapa abatible funcionan bien), cubra y almacene en el refrigerador.

43. Kombucha de té rojo africano

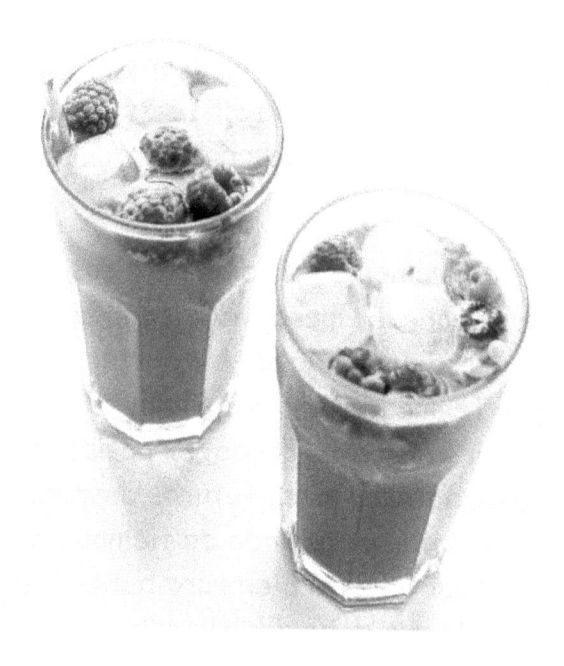

Rinde alrededor de $3\frac{1}{2}$ cuartos/litros

Ingredientes:

- 4 cuartos de agua filtrada
- 1 taza de azúcar de coco
- 4 cucharaditas de té de hojas sueltas de rooibos o 4 bolsitas de té de rooibos
- 1 cultivo iniciador de kombucha

Direcciones:

a) En una olla grande de acero inoxidable, hierva el agua, agregue el azúcar y revuelva hasta que el azúcar se disuelva por completo.

b) Agregue las bolsitas de té rooibos o el té suelto y hierva durante 10 minutos más para eliminar cualquier microbio no deseado que pueda estar presente en las bolsitas de té. Apaga el fuego y deja reposar el té durante 15 minutos; Retire las bolsitas de té.

c) Deje que el té se enfríe a temperatura ambiente o ligeramente tibio; no debe estar a más de 70 °F o 21 °C para garantizar que el cultivo de kombucha no se dañe.

d) Vierta el té remojado en una vasija de cerámica grande o en una jarra de agua de vidrio de boca ancha, a través de un tamiz de malla fina para eliminar las hojas sueltas de té (si se usa).

e) Agregue al té el cultivo iniciador de kombucha junto con cualquier té que haya venido. Cubra la parte superior de la vasija o jarra con un trozo de lino o algodón limpio (evite usar gasa, ya que es demasiado porosa) y coloque una banda elástica alrededor del borde para mantener la tela en su lugar; como alternativa, puede usar cinta adhesiva alrededor del borde para sujetar el paño en su lugar y asegurarse de que no caiga en la vasija o la jarra.

f) Coloque la vasija o jarra en un lugar tranquilo con ventilación de aire, en un área cálida pero no iluminada por el sol, donde no sea molestada. El rango ideal de temperatura de fermentación es de 73 a 82°F, o de 23 a 28°C. Una vez que hayas encontrado un lugar para ello, no muevas la vasija o la jarra mientras la kombucha se fermenta, ya que puede interferir con el proceso de cultivo.

g) Espera de cinco a seis días para cosechar tu kombucha. Primero, verifica el sabor: si es más dulce de lo que te gustaría, déjalo fermentar uno o dos días más. Si tiene un sabor a vinagre, es posible que deba embotellar lotes futuros después de un período de tiempo más corto; todavía está bien para beber, pero es posible que deba diluirlo con agua cuando lo beba para evitar irritar la garganta o el estómago.

h) Vierta todas menos aproximadamente 2 tazas de su kombucha fermentada en un frasco de vidrio o recipiente con tapa, o varios frascos de vidrio resellables de una sola porción (las botellas de gaseosas tradicionales con la tapa abatible funcionan bien), cúbralo y guárdelo en el refrigerador.

i) Para aumentar su efervescencia, agregue una pizca de azúcar y espere otro día o dos para beberlo. Si lo guarda más de una semana, es posible que deba aflojar la tapa del refrigerador para permitir que escapen los gases y evitar que el vidrio se rompa debido al exceso de presión que puede ocurrir durante períodos más prolongados.

44. Bloody Mary cultivada

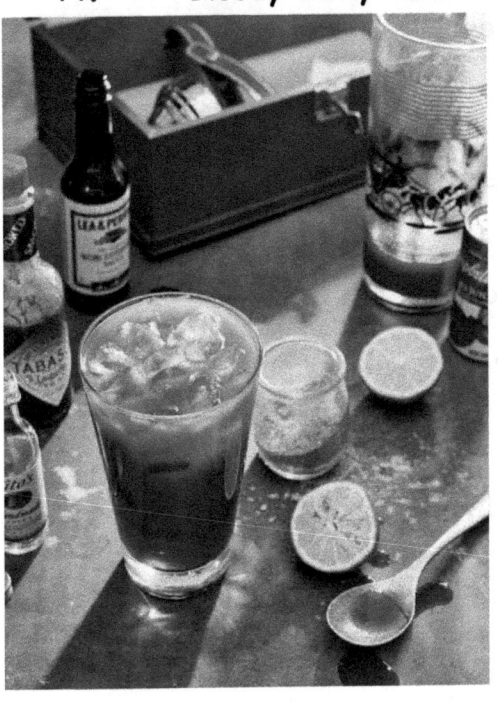

Hace alrededor de 2 tazas

Ingredientes:

- 4 tomates medianos
- Jugo de ½ lima
- ⅓ taza de salmuera de kimchi, chucrut o pepinillos
- Una pizca de sal marina sin refinar
- Pimienta
- 1 tallo de apio (opcional, para decorar)

Direcciones:

a) En una licuadora, combine todos los ingredientes excepto el apio, y mezcle hasta que quede suave.

b) Vierta la mezcla en un plato de vidrio tapado y déjelo fermentar de dos a doce horas, según su preferencia; los tiempos de fermentación más largos dan como resultado una bebida más fuerte.

c) Adorne con apio si lo desea y sirva de inmediato.

d) Guarde las sobras en un frasco en el refrigerador hasta por tres días.

POSTRES FERMENTADOS

45. Tzatziki

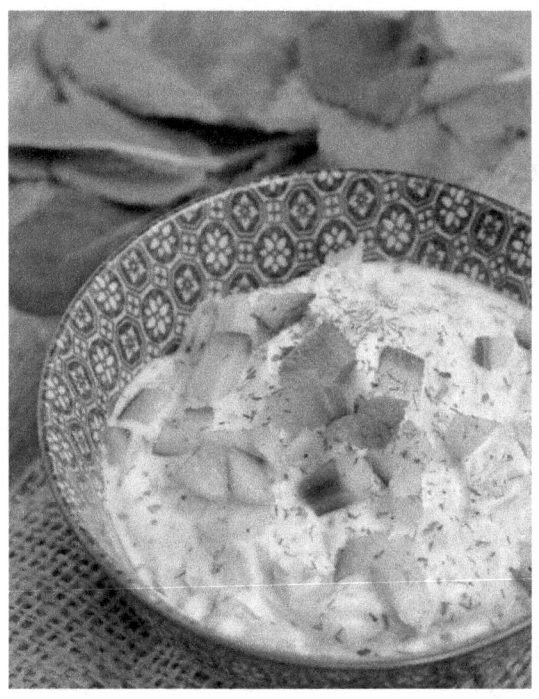

Hace alrededor de 1½ a 2 tazas

Ingredientes:

- 1 taza de anacardos crudos sin sal
- ½ taza de agua filtrada
- 1 cápsula de probiótico o ¼ de cucharadita de polvo de probiótico
- Jugo de 1 limón
- 1 diente de ajo picado
- 2 cucharadas de cebolla picada
- 1 cucharadita de sal marina sin refinar
- Una pieza de 3 pulgadas de un pepino mediano

Direcciones:

a) En un tazón de vidrio pequeño a mediano, combine los anacardos y el agua. Vacíe el contenido de la cápsula probiótica (descartando la cubierta de la cápsula vacía) o el polvo probiótico en la mezcla de marañón y revuelva para combinar. Cubrir y reservar durante veinticuatro horas.

b) En una licuadora, combine la mezcla de marañón con el jugo de limón, el ajo, la cebolla y la sal, y mezcle hasta que quede suave y cremoso; devuelve la mezcla al bol. Ralle el pepino, agréguelo a la mezcla de anacardos y revuelva hasta que se mezclen. Guarde, tapado, en el refrigerador hasta por tres días.

c) Cuando esté listo para servir, decore con rodajas de pepino y/o rodajas, si lo desea.

46. Dip cremoso de cebolla francesa

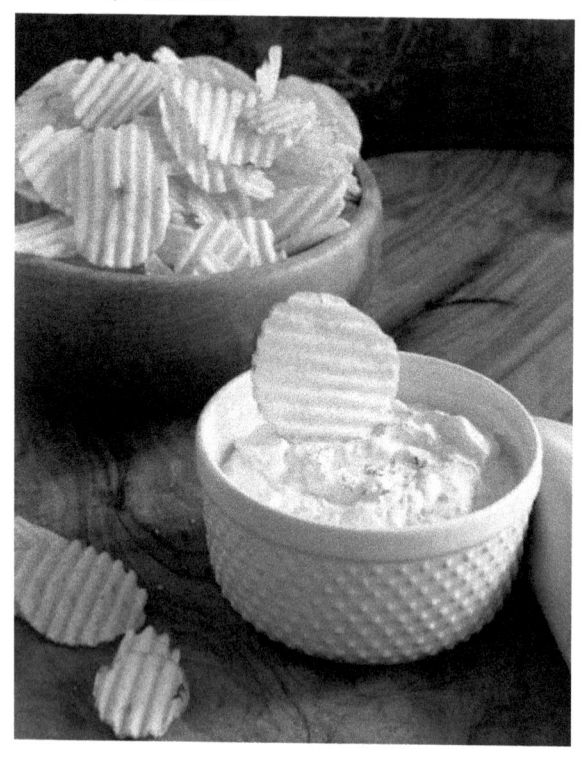

Hace alrededor de $2\frac{1}{2}$ tazas

Ingredientes:

- 2 tazas de anacardos crudos sin sal
- $1\frac{1}{2}$ tazas de agua filtrada
- 2 cápsulas de probióticos o $\frac{1}{2}$ cucharadita de polvo de probióticos
- Jugo de $\frac{1}{2}$ limón
- 2 cucharadas de cebolla verde picada
- 2 cucharadas de perejil fresco picado
- Aproximadamente 1 cucharadita de sal marina sin refinar, o al gusto
- Cebollino o cebolla tierna para decorar (opcional)

Direcciones:

a) En un tazón de vidrio pequeño a mediano, combine los anacardos y el agua.

b) Vacíe el contenido de las cápsulas de probióticos (descartando las cubiertas de las cápsulas vacías) o el polvo de probióticos en los anacardos y revuelva para mezclar.

c) Cubra y deje que la mezcla se cultive durante veinticuatro a cuarenta y ocho horas.

d) Cuando esté listo para servir, adorne con cebollines o cebolletas, si lo desea.

47. Ensalada Verde Con Duraznos Y Chèvre

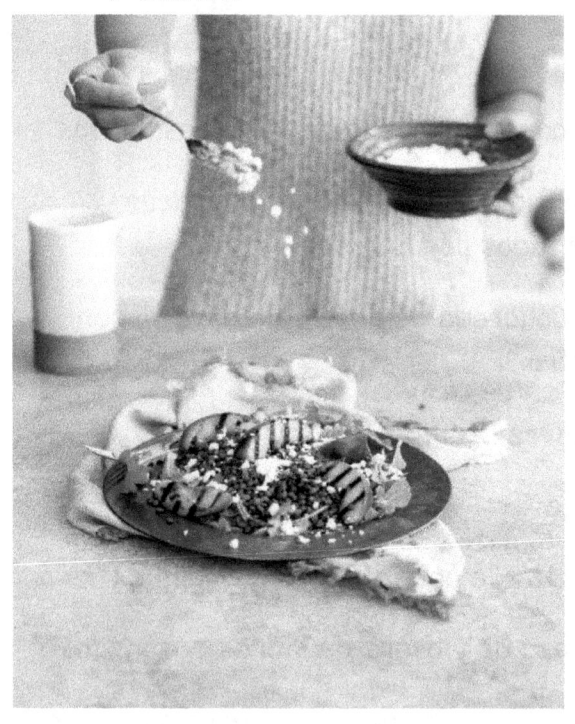

Sirve de 2 a 4

Ingredientes:

Ensalada

- 1 paquete pequeño de verduras mixtas
- 2 a 3 duraznos frescos, sin hueso y cortados por la mitad
- 1 cucharada de aceite de oliva virgen extra
- Chevre redondo de 1 pulgada

Vendaje

- ¾ taza de aceite de oliva virgen extra
- ⅓ taza de vinagre de sidra de manzana
- ½ cucharadita de sal marina sin refinar
- ½ cucharadita de albahaca seca
- ½ cucharadita de tomillo seco
- 1 cucharadita de jarabe de arce puro o néctar de agave

Direcciones:

Precaliente su barbacoa de 300 a 350 °F, o caliente una parrilla de hierro fundido en la estufa a fuego bajo o medio.

Lave y seque las verduras mesclun y colóquelas en un tazón grande; dejar de lado.

Cepille las mitades de durazno con aceite de oliva y colóquelas con la parte plana hacia abajo en la parrilla o parrilla. Ase a la parrilla durante unos 3 minutos, o hasta que los duraznos estén suaves pero no blandos. Retire los duraznos de la parrilla, apague el fuego y reserve.

Cortar el Chèvre en discos y reservar.

En una licuadora, combine todos los ingredientes del aderezo y mezcle hasta que quede suave. Vierta la cantidad deseada de aderezo sobre las verduras mixtas y mezcle la ensalada hasta que esté bien cubierta. Guarde cualquier aderezo sobrante en un frasco tapado hasta por una semana.

Cubra la ensalada con los discos de Chèvre y las mitades de melocotón a la parrilla, y sirva en tazones grandes o en platos.

48. Queso Crema De Coco

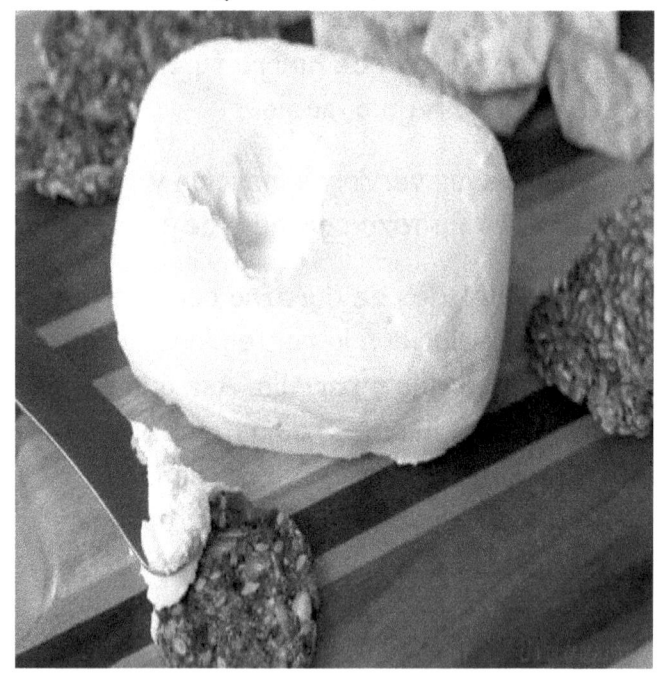

Ingredientes:

- Una lata de leche de coco de 13.5 onzas
- 1 cápsula de probiótico o ¼ de cucharadita de polvo de probiótico
- 1 a 2 cucharaditas de jarabe de arce puro
- 1 cucharadita de vainilla en polvo o extracto puro de vainilla
- 1 cucharadita de ralladura de limón (opcional)

Direcciones:

a) Abre la lata de leche de coco. Si la crema de coco y el agua ya se han separado, saque la crema espesa en un tazón pequeño.

b) Si no se ha separado, en un tazón pequeño simplemente mezcle la crema de coco y el agua de coco hasta que quede suave.

c) Agregue el contenido de la cápsula probiótica (descartando la cubierta de la cápsula vacía) o el polvo probiótico y mezcle.

d) Cúbralo con una tapa o un paño y déjelo reposar sin tocar durante ocho a diez horas en un ambiente cálido (aproximadamente 110 a 115 °F o 43 a 46 °C, pero no se preocupe si no está dentro de ese rango).

e) Después de que se haya cultivado, refrigere durante al menos una o dos horas. Si la crema de coco y el agua se han separado, saque la crema de coco espesa para usarla.

f) Agregue el jarabe de arce, el polvo o extracto de vainilla y la ralladura de limón si lo desea. Revuelva hasta que quede suave. Úselo inmediatamente como glaseado para pasteles, magdalenas u otros productos horneados.

g) Dura alrededor de una semana, tapado, en la nevera.

49. Crêpes de Pera con Queso de Macadamia

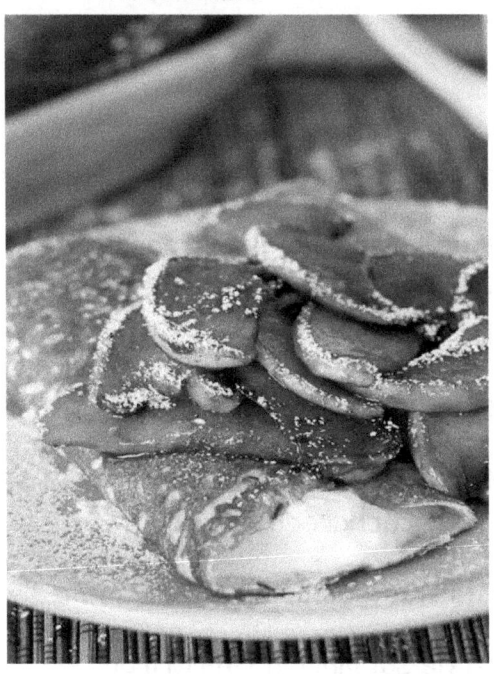

Rinde 8 crêpes grandes

Ingredientes:

Crepes

- 2 cucharadas de aceite de oliva, y más para engrasar la sartén
- 1½ tazas de harina sin gluten para todo uso (yo uso harina sin xantana de Bob's Red Mill)
- 1½ tazas de leche de almendras
- 2 cucharadas de linaza finamente molida batidas en 6 cucharadas de agua
- 1 cucharadita de bicarbonato de sodio
- Una pizca de sal marina sin refinar
- Cobertura de pera y cardamomo
- 4 peras medianas, sin corazón y rebanadas
- Una pizca de cardamomo molido
- ½ taza de agua filtrada, dividida
- 2 cucharadas de azúcar de caña orgánica
- 1 cucharada de harina de tapioca

Cobertura De Queso Crema

- Queso Crema De Macadamia

Direcciones:

a) Para la masa de crepas, en un tazón grande combine las 2 cucharadas de aceite, la harina, la leche de almendras, la mezcla de linaza y agua, el bicarbonato de sodio y la sal; batir juntos.

b) En una sartén grande a fuego medio, agregue suficiente aceite para engrasar todo el fondo de la sartén y vierta suficiente masa para crepes para cubrir la sartén. Cocine por aproximadamente 1 minuto o hasta que desaparezcan las burbujas y voltee. Repita con la masa restante hasta que se agote toda la masa.

c) Para la cobertura, en una sartén mediana a fuego bajo a medio, agregue las peras, el cardamomo y $\frac{1}{4}$ de taza de agua. Cocine por aproximadamente 5 minutos o hasta que las peras estén ligeramente blandas. En un tazón pequeño de vidrio, combine el $\frac{1}{4}$ de taza restante de agua, azúcar y tapioca hasta que estén bien mezclados.

d) Agregue la mezcla de azúcar y tapioca a las peras, revolviendo constantemente. Deje cocinar por otro minuto o hasta que la salsa se haya espesado.

e) Cubra cada crêpe con $\frac{1}{8}$ de la mezcla de pera y $\frac{1}{8}$ del queso crema de macadamia. Servir inmediatamente.

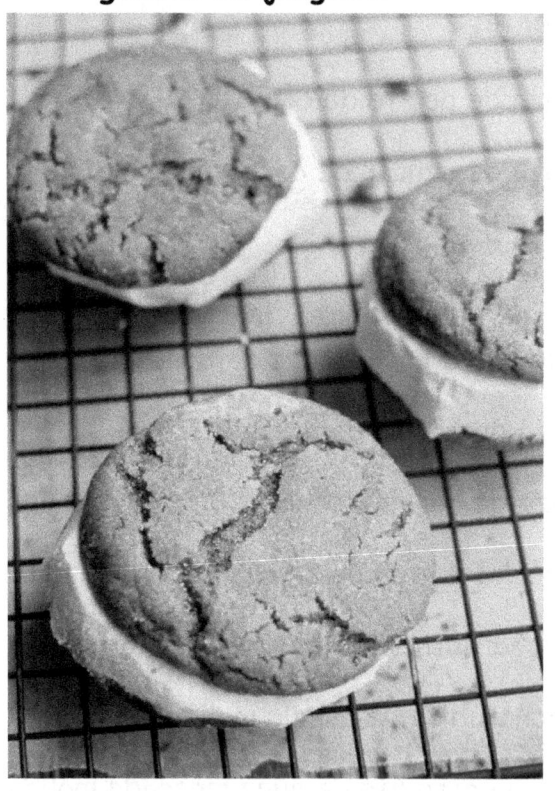

50. Sándwiches de helado de galleta de jengibre

Rinde alrededor de 24 galletas o 12 sándwiches de helado

Ingredientes:

- ½ taza de aceite de coco
- ½ taza de azúcar de coco
- ¼ taza de melaza
- 1 cucharada de linaza finamente molida batida en 3 cucharadas de agua
- 1 taza de harina de arroz integral
- 1 taza de harina de mijo
- 1½ cucharaditas de bicarbonato de sodio
- 2 cucharaditas de jengibre molido
- 1 cucharadita de canela molida
- ¼ de cucharadita de nuez moscada molida
- Helado de Vainilla Cultivada

Direcciones:

a) Precaliente su horno a 350°F.

b) En una batidora, combine el aceite y el azúcar, y comience a mezclar. Mientras todavía se están mezclando, agregue la melaza, la mezcla de linaza y agua, la harina de arroz integral, la harina de mijo, el bicarbonato de sodio, el jengibre, la canela y la nuez moscada, y continúe mezclando hasta que la mezcla forme una masa suave y flexible.

c) Forme la masa en bolas de aproximadamente 1½ pulgadas de diámetro, o del tamaño de una nuez. Presiónalas firmemente con la palma de tu mano sobre una bandeja para hornear forrada con pergamino para formar discos de 2 pulgadas, dejando espacio entre las galletas para que se extiendan. Hornea por 8 minutos o hasta que estén firmes pero no duros. Dejar enfriar sobre rejillas de alambre.

d) Una vez que las galletas de jengibre se hayan enfriado, vierta el helado de vainilla cultivado sobre una de las galletas y presione otra galleta sobre ella para formar un sándwich. Repita para las galletas restantes. Congelar o servir inmediatamente. Si los congela, deje reposar los sándwiches de helado a temperatura ambiente durante unos 10 minutos antes de servirlos.

51.　　Helado de Vainilla Cultivada

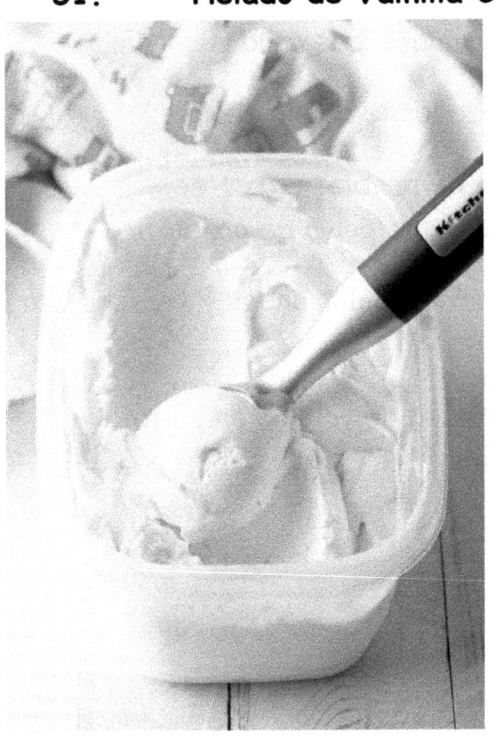

Ingredientes:

- 1 taza de anacardos crudos sin sal
- 2 tazas de leche de almendras
- 1 cápsula de probiótico o ¼ de cucharadita de polvo de probiótico
- 5 dátiles Medjool grandes y frescos, sin hueso
- 1 cucharadita de vainilla en polvo

Direcciones:

a) En un tazón pequeño, combine los anacardos y 1 taza de leche; agregue el contenido de la cápsula de probiótico (deseche la cubierta de la cápsula vacía) o el polvo de probiótico y mezcle bien.

b) Cubra y deje reposar de ocho a doce horas, según su preferencia de sabor; los tiempos de fermentación más largos crean un sabor más fuerte.

c) En una licuadora, combine la mezcla de anacardos, dátiles y vainilla en polvo, y mezcle hasta que quede suave. Vierta en una máquina de helados y siga las instrucciones del fabricante para procesar el helado (generalmente de 20 a 25 minutos).

52.   Helado de Pastel de Calabaza

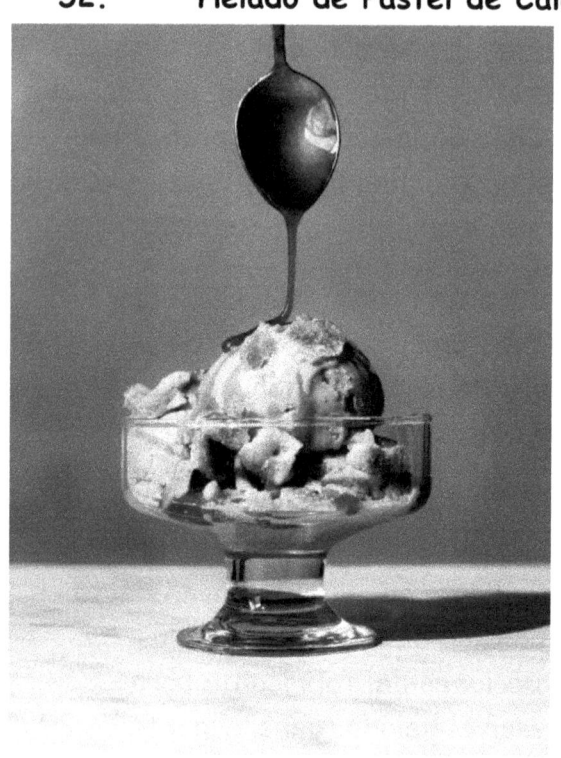

Rinde alrededor de 1 cuarto de galón/litro.

Ingredientes:

- $\frac{1}{2}$ taza de anacardos crudos sin sal
- $\frac{1}{4}$ taza de agua filtrada
- 2 cápsulas de probióticos o $\frac{1}{2}$ cucharadita de polvo de probióticos
- 2 tazas de leche de almendras
- 2 tazas de calabaza cocida
- 7 dátiles Medjool frescos, sin hueso
- $1\frac{1}{2}$ cucharaditas de canela molida
- $\frac{1}{2}$ cucharadita de jengibre molido
- $\frac{1}{2}$ cucharadita de clavo molido
- $\frac{1}{8}$ cucharadita de nuez moscada

Direcciones:

a) En un tazón pequeño, mezcle los anacardos y el agua; agregue el contenido de la cápsula de probiótico (deseche la cubierta de la cápsula vacía) o el polvo de probiótico y mezcle bien. Cubrir y dejar reposar durante doce horas.

b) En una licuadora, combine la mezcla de marañón con la leche, la calabaza, los dátiles, la canela, el jengibre. clavo de olor y nuez moscada, y mezcle hasta que la mezcla esté suave. Viértalo en una máquina para hacer helados y siga las instrucciones del fabricante. Servir inmediatamente.

53. Helado de cereza negra

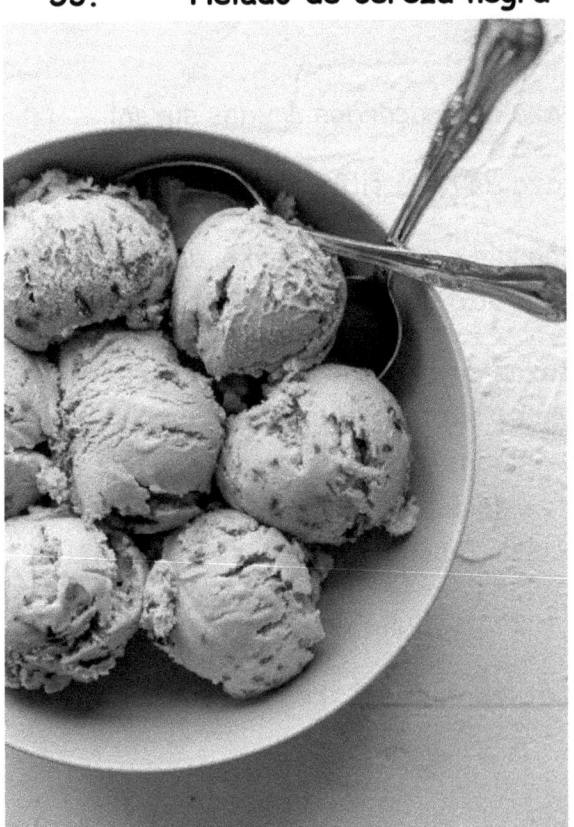

Rinde alrededor de 1 cuarto de galón/litro.

Ingredientes:

- 1 taza de anacardos crudos sin sal
- 1 taza de agua filtrada
- 1 cápsula de probiótico o ¼ de cucharadita de polvo de probiótico
- 2 tazas de cerezas negras frescas, sin hueso y sin tallos (si usa cerezas congeladas, deje que se descongelen antes de usar), y algunas más para decorar (opcional)
- 1¼ taza de leche de almendras
- 4 dátiles medjool frescos, sin hueso

Direcciones:

a) En un tazón mediano, remoje los anacardos en el agua durante ocho horas o toda la noche.

b) Vierta los anacardos y el agua en una licuadora, y mezcle hasta que la mezcla esté suave y cremosa. Viértalo en un plato pequeño de vidrio con tapa. Vacíe la cápsula de probiótico (descartando la cubierta de la cápsula vacía) o el polvo de probiótico en la mezcla de marañón y mezcle. Cúbralo con una tapa o un paño limpio y déjelo fermentar de ocho a doce horas.

c) En una licuadora o procesador de alimentos, combine la mezcla de anacardos con las cerezas, la leche y los dátiles, y mezcle hasta que quede suave. Vierta la mezcla en una máquina para hacer helados y siga las instrucciones del fabricante para procesar el helado. Adorne con cerezas adicionales si lo desea y sirva de inmediato.

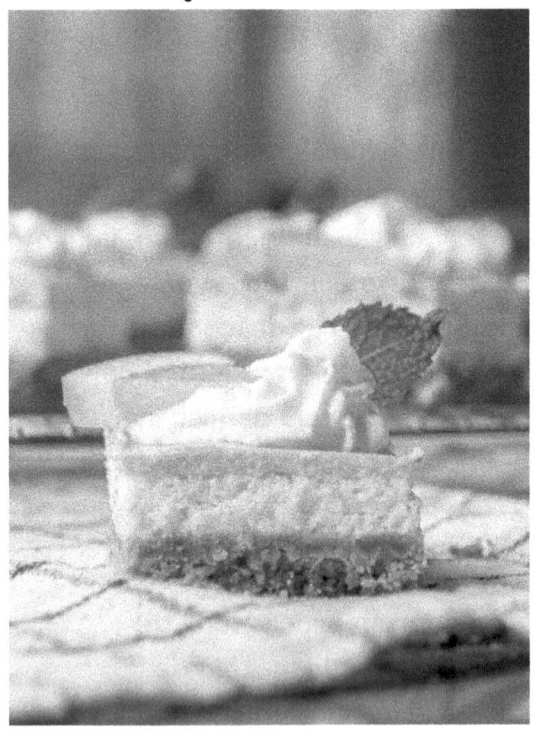

54. Pastel de queso con crema de naranja

Hace un pastel de queso de 12 pulgadas

Ingredientes:

Corteza

- 1 taza de almendras crudas sin sal
- 3 dátiles Medjool frescos, sin hueso
- 1 cucharada de aceite de coco
- Una pizca de sal marina sin refinar

Relleno

- 2 tazas de anacardos crudos sin sal
- 1 taza de agua filtrada
- 1 cápsula de probiótico o ¼ de cucharadita de polvo de probiótico
- 3 tazas de jugo de naranja
- 2 cucharadas de jarabe de arce puro
- 1 cucharadita de vainilla en polvo
- 1 taza de aceite de coco
- ¼ de taza más 1 cucharada de lecitina (5 cucharadas)
- Rodajas finas de naranja, con cáscara, para decorar (opcional)

Direcciones:

a) Para la corteza, en un procesador de alimentos, combine todos los ingredientes de la corteza y mezcle hasta que estén finamente picados. Transfiera a un molde desmontable de 12 pulgadas y presione sobre la superficie inferior del molde hasta que esté firme.

b) Para el relleno, en un tazón mediano, combine los anacardos, el agua y el contenido de la cápsula de probiótico (deseche la cubierta de la cápsula vacía) o el polvo de probiótico; revuelva hasta que esté combinado. Cubrir con una tapa o paño limpio y dejar reposar de doce a veinticuatro horas para el cultivo.

c) En una licuadora, combine la mezcla de anacardos con el jugo de naranja, el jarabe de arce, el polvo de vainilla, el aceite y la lecitina, y mezcle hasta que quede suave.

d) Vierta la mezcla sobre la corteza. Refrigere de cuatro a seis horas, o hasta que cuaje. Adorne con rodajas de naranja si lo desea y sirva. El cheesecake dura aproximadamente cuatro días en el frigorífico en un recipiente tapado.

55. Cheesecake de granada

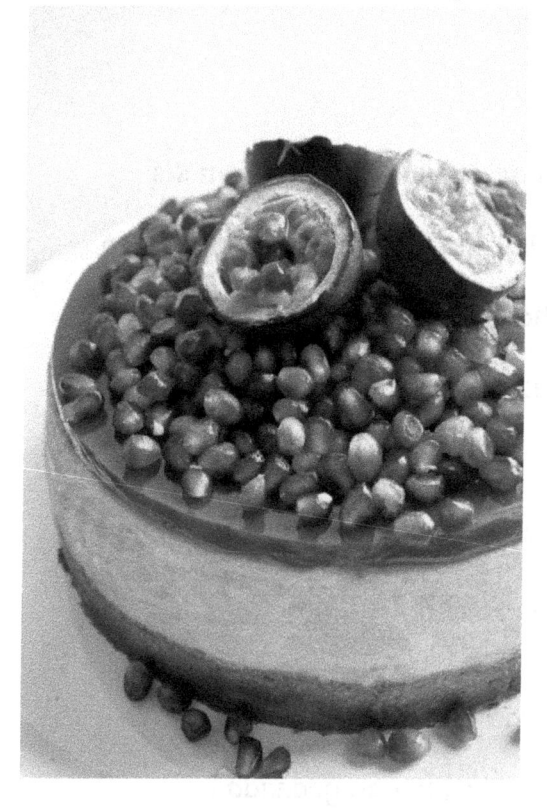

Hace un pastel de queso de 12 pulgadas

Ingredientes:

Corteza

- 1 taza de avellanas crudas sin sal
- 4 dátiles Medjool frescos, sin hueso
- 1 cucharada de aceite de coco
- Una pizca de sal marina sin refinar

Relleno

- 2 tazas de anacardos crudos sin sal
- 1 taza de agua filtrada
- 1 cápsula de probiótico o $\frac{1}{4}$ de cucharadita de polvo de probiótico
- 3 tazas de jugo de granada
- 2 cucharadas de jarabe de arce puro o néctar de agave
- 1 cucharadita de vainilla en polvo
- 1 taza de aceite de coco
- $\frac{1}{4}$ de taza más 2 cucharadas de lecitina (6 cucharadas)

- Arilos de granada fresca (semillas) para decorar (opcional)

Direcciones:

a) Para la corteza, en un procesador de alimentos, combine todos los ingredientes de la corteza y mezcle hasta que estén finamente picados. Transfiera a un molde desmontable de 12 pulgadas y presione sobre la superficie inferior del molde hasta que esté firme.

b) Para el relleno, en un tazón mediano, combine los anacardos, el agua y el contenido de la cápsula de probiótico (deseche la cubierta de la cápsula vacía) o el polvo de probiótico. Revuelve la mezcla hasta que se combine. Cubrir con una tapa o paño limpio y dejar reposar de doce a veinticuatro horas para el cultivo.

c) En una licuadora, combine la mezcla de anacardos con el jugo de granada, el jarabe de arce o el néctar de agave, el polvo de vainilla, el aceite y la lecitina, y mezcle hasta que quede suave.

d) Vierta la mezcla sobre la corteza. Refrigere de cuatro a seis horas, o hasta que cuaje. Cubra con arilos de granada fresca si lo desea. Atender.

e) El cheesecake dura aproximadamente cuatro días en el frigorífico en un recipiente tapado.

56.   Tarta de queso con moras

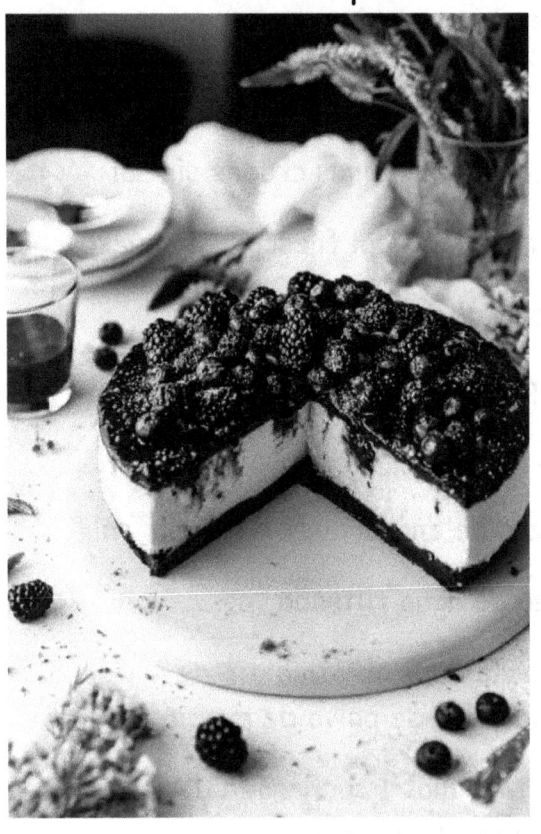

Hace un pastel de queso de 12 pulgadas

Ingredientes:

Corteza

- 1 taza de almendras crudas sin sal
- 3 dátiles Medjool frescos, sin hueso
- 1 cucharada de aceite de coco
- Una pizca de sal marina sin refinar

Relleno

- 2 tazas de anacardos crudos sin sal
- 1 taza de agua filtrada
- 1 cápsula de probiótico o ¼ de cucharadita de polvo de probiótico
- ¼ de taza más 1 cucharada de jarabe de arce puro (5 cucharadas)
- 1 cucharadita de vainilla en polvo
- ½ taza de aceite de coco
- ½ taza de lecitina
- 2 tazas de leche de almendras

Direcciones:

a) 2$\frac{1}{2}$ tazas de moras frescas (si las usa congeladas, déjelas descongelar antes de hacer la tarta de queso), y más para decorar.

b) Para la corteza, en un procesador de alimentos, combine todos los ingredientes de la corteza y mezcle hasta que estén finamente picados. Transfiera a un molde desmontable de 12 pulgadas y presione sobre la superficie inferior del molde hasta que esté firme.

c) Para el relleno, en un tazón mediano, combine los anacardos, el agua y el contenido de la cápsula de probiótico (deseche la cubierta de la cápsula vacía) o el polvo de probiótico; revuelve la mezcla hasta que se combine. Cubrir con una tapa o paño limpio y dejar reposar de veinticuatro a cuarenta y ocho horas para el cultivo.

d) En una licuadora, combine la mezcla de anacardos con el jarabe de arce, el polvo de vainilla, el aceite, la lecitina y la leche, y mezcle hasta que quede suave. Agregue las moras y mezcle hasta que quede suave.

e) Vierta la mezcla sobre la corteza. Refrigere de cuatro a seis horas, o hasta que cuaje. Adorne con moras adicionales, si lo desea, y sirva. El cheesecake dura aproximadamente cuatro días en el frigorífico en un recipiente tapado.

VERDURAS FERMENTADAS

57.		pepinillos

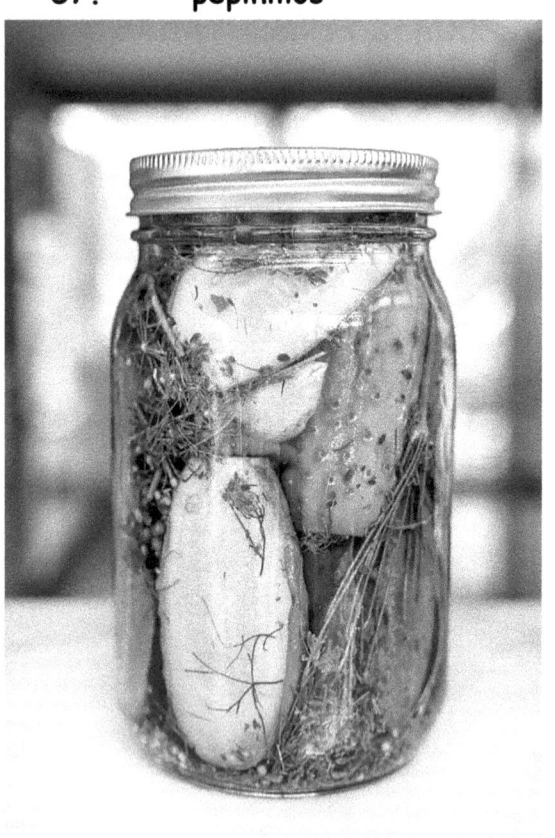

Ingredientes:

- 4 libras de pepino para encurtir de 4 pulgadas
- 2 cucharadas de semillas de eneldo o 4 a 5 cabezas de eneldo fresco o seco
- 1/2 taza de sal
- 1/4 taza de vinagre (5%
- 8 tazas de agua y uno o más de los siguientes ingredientes:
- 2 dientes de ajo (opcional)
- 2 pimientos rojos secos (opcional)
- 2 cucharaditas de especias para encurtir mezcladas enteras

Direcciones:

a) Lave los pepinos. Corte una rebanada de 1/16 de pulgada del extremo de la flor y deséchela. Deje 1/4 de pulgada de tallo adjunto. Coloque la mitad del eneldo y las especias en el fondo de un recipiente limpio y adecuado.

b) Agregue los pepinos, el eneldo restante y las especias. Disuelva la sal en vinagre y agua y vierta sobre los pepinos.

c) Agregue la cobertura y el peso adecuados. Almacene donde la temperatura esté entre 70° y 75°F durante aproximadamente 3 a 4 semanas mientras fermenta. Las temperaturas de 55° a 65°F son aceptables, pero la fermentación tomará de 5 a 6 semanas.

d) Evite temperaturas superiores a 80°F, o los pepinillos se volverán demasiado suaves durante la fermentación. Los encurtidos en fermentación se curan lentamente. Revise el contenedor varias veces a la semana y elimine rápidamente la escoria o el moho de la superficie. Precaución: si los pepinillos se vuelven blandos, viscosos o desarrollan un olor desagradable, deséchelos.

e) Los encurtidos completamente fermentados se pueden almacenar en el recipiente original durante aproximadamente 4 a 6 meses, siempre que se refrigeren y se eliminen regularmente la escoria superficial y los mohos. Conservar encurtidos completamente fermentados es una mejor manera de almacenarlos. Para envasarlos, vierta la salmuera en una sartén, caliente lentamente hasta que hierva y cocine a fuego lento durante 5 minutos. Filtre la salmuera a través de filtros de café de papel para reducir la turbidez, si lo desea.

f) Llene el frasco caliente con pepinillos y salmuera caliente, dejando un espacio superior de 1/2 pulgada.

g) Retire las burbujas de aire y ajuste el espacio libre si es necesario. Limpie los bordes de los frascos con una toalla de papel limpia humedecida.

58. Chucrut

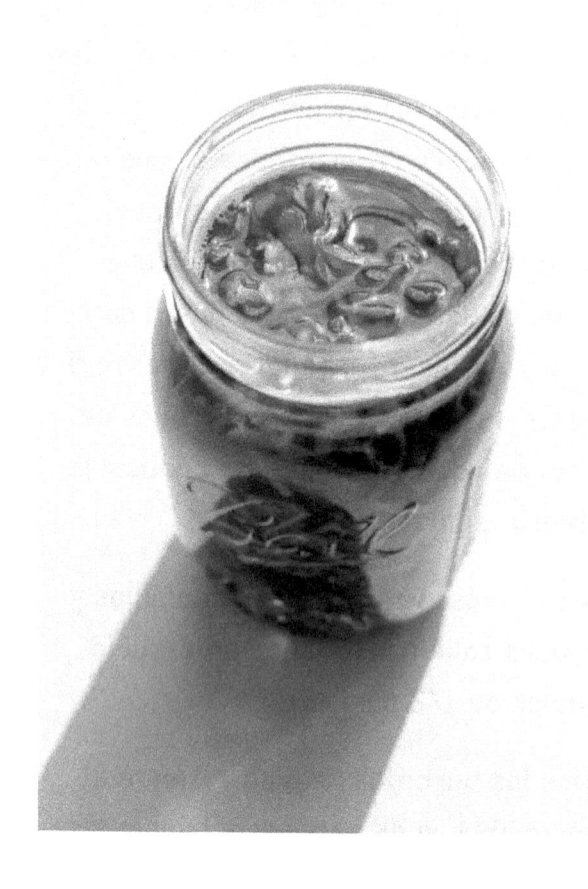

Ingredientes:

- 25 libras repollo
- 3/4 taza de sal para enlatar o encurtir

Rendimiento: Alrededor de 9 cuartos

Direcciones:

a) Trabaje con alrededor de 5 libras de repollo a la vez. Deseche las hojas exteriores. Enjuague las cabezas con agua corriente fría y escúrralas. Corte las cabezas en cuartos y retire los corazones. Triture o rebane a un espesor de un cuarto.

b) Ponga el repollo en un recipiente de fermentación adecuado y agregue 3 cucharadas de sal. Mezcle bien, usando las manos limpias. Empaque firmemente hasta que la sal extraiga los jugos del repollo.

c) Repita la trituración, la salazón y el empaque hasta que todo el repollo esté en el recipiente. Asegúrese de que sea lo suficientemente profundo para que su borde esté al menos 4 o 5 pulgadas por encima del repollo. Si el jugo no cubre el repollo, agregue salmuera hervida y enfriada (1-1/2 cucharadas de sal por litro de agua).

d) Agregue plato y pesas; cubra el recipiente con una toalla de baño limpia.

e) Si pesa el repollo con una bolsa llena de salmuera, no mueva la vasija hasta que se complete la fermentación normal (cuando cese el burbujeo). Si usa frascos como peso, deberá revisar el kraut dos o tres veces por semana y eliminar la escoria si se forma. El kraut completamente fermentado se puede guardar bien tapado en el refrigerador durante varios meses.

f) Retire las burbujas de aire y ajuste el espacio libre si es necesario. Limpie los bordes de los frascos con una toalla de papel limpia humedecida.

59. Encurtidos de pan con mantequilla

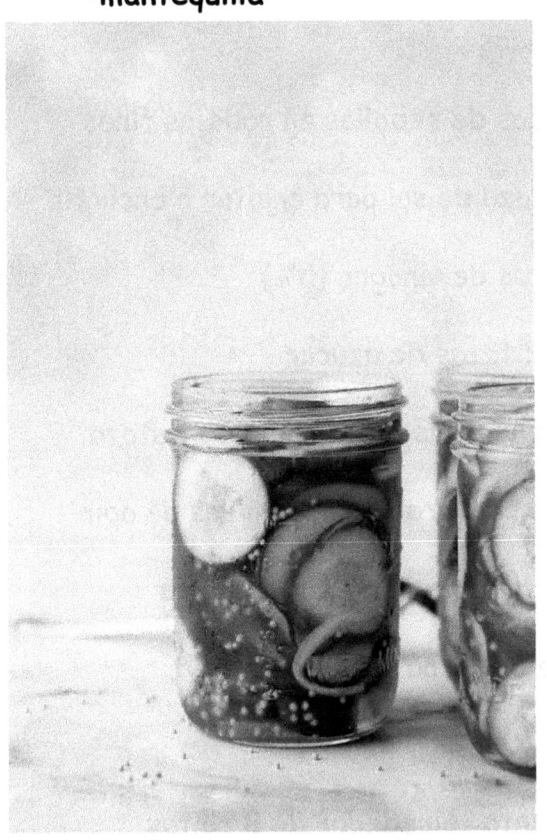

Ingredientes:

- 6 libras de pepinos para encurtir de 4 a 5 pulgadas
- 8 tazas de cebollas en rodajas finas
- 1/2 taza de sal para enlatar o encurtir
- 4 tazas de vinagre (5%)
- 4-1/2 tazas de azúcar
- 2 cucharadas de semilla de mostaza
- 1-1/2 cucharadas de semillas de apio
- 1 cucharada de cúrcuma molida
- 1 taza de lima para encurtir

Rendimiento: Alrededor de 8 pintas

Direcciones:

a) Lave los pepinos. Corte 1/16 de pulgada del extremo de la flor y deséchelo. Cortar en rebanadas de 3/16 de pulgada. Combine los pepinos y las cebollas en un tazón grande. Agregue sal. Cubra con 2 pulgadas de hielo triturado o en cubos. Refrigere de 3 a 4 horas, agregando más hielo según sea necesario.

b) Combine los ingredientes restantes en una olla grande. Hervir 10 minutos. Escurra y agregue los pepinos y las cebollas y vuelva a calentar lentamente hasta que hierva. Llene los frascos de una pinta caliente con rebanadas y jarabe para cocinar, dejando un espacio superior de 1/2 pulgada.

c) Retire las burbujas de aire y ajuste el espacio libre si es necesario. Limpie los bordes de los frascos con una toalla de papel limpia humedecida.

60. pepinillos

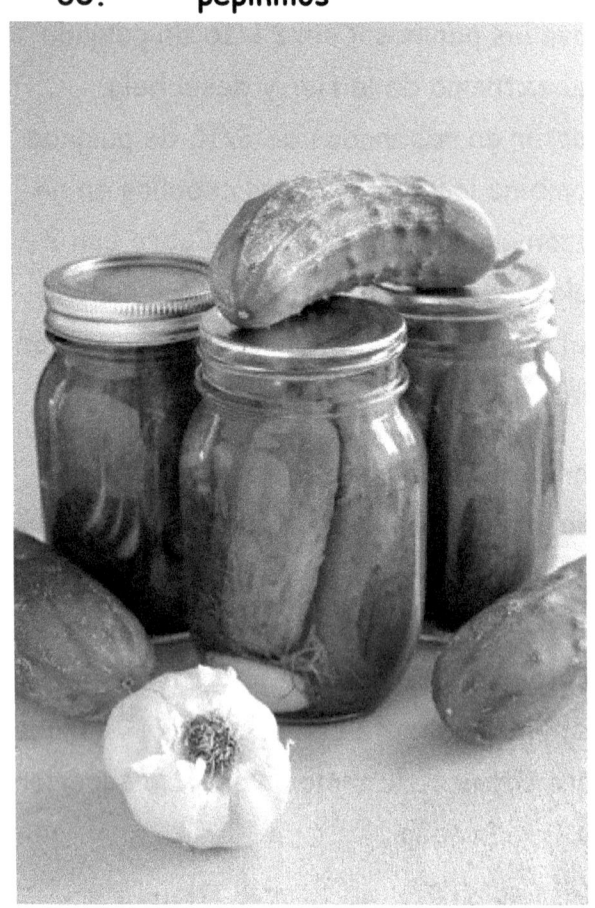

Ingredientes:

- 8 libras de pepinos para encurtir de 3 a 5 pulgadas
- 2 galones de agua
- 1-1/4 tazas de sal para enlatar o encurtir
- 1-1/2 cuartos de vinagre (5%)
- 1/4 taza de azúcar
- 2 cuartos de agua
- 2 cucharadas de especias para encurtir mezcladas enteras
- unas 3 cucharadas de semillas de mostaza enteras
- unas 14 cabezas de eneldo fresco

Rendimiento: Alrededor de 7 a 9 pintas

Direcciones:

a) Lave los pepinos. Corte una rebanada de 1/16 de pulgada del extremo de la flor y deséchela, pero deje 1/4 de pulgada del tallo adjunto. Disuelva 3/4 taza de sal en 2 galones de agua. Vierta sobre los pepinos y deje reposar 12 horas. Desagüe.

b) Combine vinagre, 1/2 taza de sal, azúcar y 2 cuartos de galón de agua. Agregue especias mixtas para encurtir atadas en un paño blanco limpio. Caliente hasta que hierva. Llene los frascos calientes con pepinos.

c) Agregue 1 cucharadita de semillas de mostaza y 1-1/2 cabezas de eneldo fresco por pinta. Cubra con una solución de decapado hirviendo, dejando un espacio superior de 1/2 pulgada. Retire las burbujas de aire y ajuste el espacio libre si es necesario. Limpie los bordes de los frascos con una toalla de papel limpia humedecida.

61.   Pepinillos dulces encurtidos

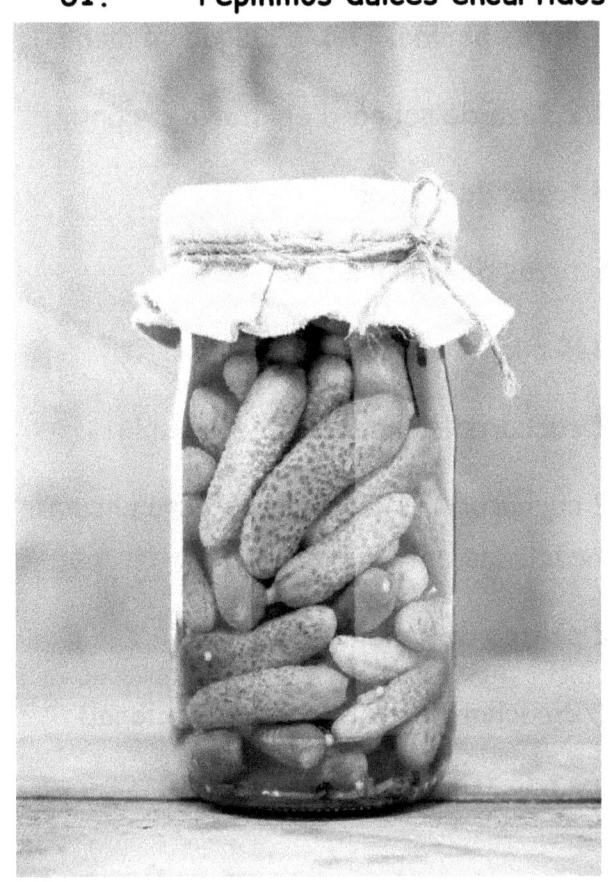

Ingredientes:

- 7 libras pepinos (1-1/2 pulgada o menos)
- 1/2 taza de sal para enlatar o encurtir
- 8 tazas de azúcar
- 6 tazas de vinagre (5%)
- 3/4 cucharaditas de cúrcuma
- 2 cucharaditas de semillas de apio
- 2 cucharaditas de especias para encurtir mezcladas enteras
- 2 palitos de canela
- 1/2 cucharaditas de hinojo (opcional)
- 2 cucharaditas de vainilla (opcional)

Rendimiento: alrededor de 6 a 7 pintas

Direcciones:

a) Lave los pepinos. Corte una rebanada de 1/16 de pulgada del extremo de la flor y deséchela, pero deje 1/4 de pulgada del tallo adjunto.

b) Coloque los pepinos en un recipiente grande y cubra con agua hirviendo. Seis a 8 horas más tarde, y nuevamente el segundo día, escurra y cubra con 6 cuartos de galón de agua fresca hirviendo que contenga 1/4 de taza de sal. Al tercer día, escurra y pinche los pepinos con un tenedor de mesa.

c) Combine y hierva 3 tazas de vinagre, 3 tazas de azúcar, cúrcuma y especias. Vierta sobre los pepinos. Seis a 8 horas más tarde, escurra y guarde el jarabe para encurtir. Agregue otras 2 tazas de azúcar y vinagre y vuelva a calentar hasta que hierva. Vierta sobre los pepinillos.

d) Al cuarto día escurrir y guardar el almíbar. Agregue otras 2 tazas de azúcar y 1 taza de vinagre. Calentar hasta que hierva y verter sobre los pepinillos. Escurra y guarde el jarabe para encurtir de 6 a 8 horas más tarde. Agregue 1 taza de azúcar y 2 cucharaditas de vainilla y caliente hasta que hierva.

e) Llene los frascos de una pinta estériles y calientes con pepinillos y cúbralos con almíbar caliente, dejando un espacio superior de 1/2 pulgada.

f) Retire las burbujas de aire y ajuste el espacio libre si es necesario. Limpie los bordes de los frascos con una toalla de papel limpia humedecida.

62. Encurtidos dulces de 14 días

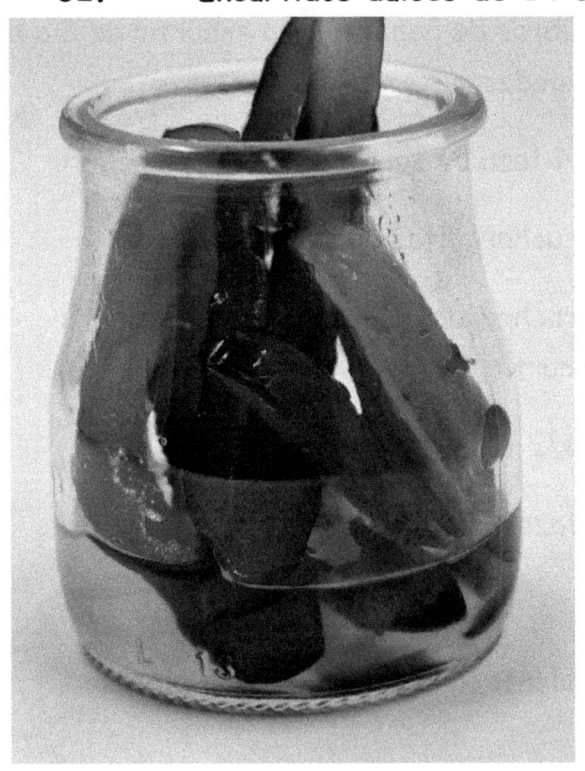

Ingredientes:

- 4 libras de pepinos para encurtir de 2 a 5 pulgadas
- 3/4 taza de sal para enlatar o encurtir
- 2 cucharaditas de semillas de apio
- 2 cucharadas de especias mixtas para encurtir
- 5-1/2 tazas de azúcar
- 4 tazas de vinagre (5%)

Rendimiento: alrededor de 5 a 9 pintas

Direcciones:

a) Lave los pepinos. Corte una rebanada de 1/16 de pulgada del extremo de la flor y deséchela, pero deje 1/4 de pulgada del tallo adjunto. Coloque los pepinos enteros en un recipiente adecuado de 1 galón.

b) Agregue 1/4 taza de sal para enlatar o encurtir a 2 cuartos de galón de agua y deje hervir. Vierta sobre los pepinos. Agregue la cobertura y el peso adecuados.

c) Coloque una toalla limpia sobre el recipiente y mantenga la temperatura a aproximadamente 70 °F. En el tercer y quinto día, drene el agua salada y deséchelo. Enjuague los pepinos y devuélvalos al recipiente. Agregue 1/4 taza de sal a 2 cuartos de galón de agua fresca y hierva. Vierta sobre los pepinos.

d) Vuelva a colocar la cubierta y el peso, y vuelva a cubrir con una toalla limpia. En el séptimo día, drene el agua salada y deséchelo. Enjuague los pepinos, cubra y pese.

63. Encurtidos dulces rápidos

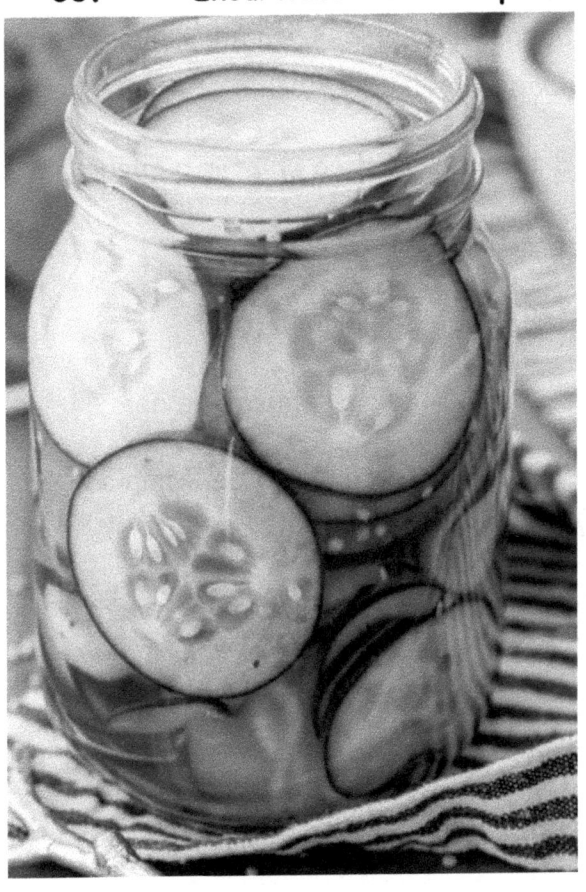

Ingredientes:

- 8 libras de pepinos para encurtir de 3 a 4 pulgadas
- 1/3 taza de sal para enlatar o encurtir
- 4-1/2 tazas de azúcar
- 3-1/2 tazas de vinagre (5%)
- 2 cucharaditas de semillas de apio
- 1 cucharada de pimienta de Jamaica entera
- 2 cucharadas de semilla de mostaza
- 1 taza de lima para encurtir (opcional)

Rendimiento: Alrededor de 7 a 9 pintas

Direcciones:

a) Lave los pepinos. Corte 1/16 de pulgada del extremo de la flor y deséchelo, pero deje 1/4 de pulgada del tallo adjunto. Rebana o corta en tiras, si lo deseas. Coloque en un tazón y espolvoree con 1/3 taza de sal. Cubra con 2 pulgadas de hielo triturado o en cubos.

b) Refrigere de 3 a 4 horas. Agregue más hielo según sea necesario. Escurrir bien.

c) Combine el azúcar, el vinagre, las semillas de apio, la pimienta de Jamaica y las semillas de mostaza en una tetera de 6 cuartos. Caliente hasta que hierva.

d) Paquete caliente—Agregue los pepinos y caliente lentamente hasta que la solución de vinagre vuelva a hervir. Revuelva ocasionalmente para asegurarse de que la mezcla se caliente uniformemente. Llene los frascos estériles, dejando un espacio superior de 1/2 pulgada.

e) Envasado crudo: llene los frascos calientes, dejando un espacio superior de

1/2 pulgada. Agregue el jarabe para encurtir caliente, dejando un espacio superior de 1/2 pulgada.

f) Retire las burbujas de aire y ajuste el espacio libre si es necesario. Limpie los bordes de los frascos con una toalla de papel limpia humedecida.

64.   espárragos en escabeche

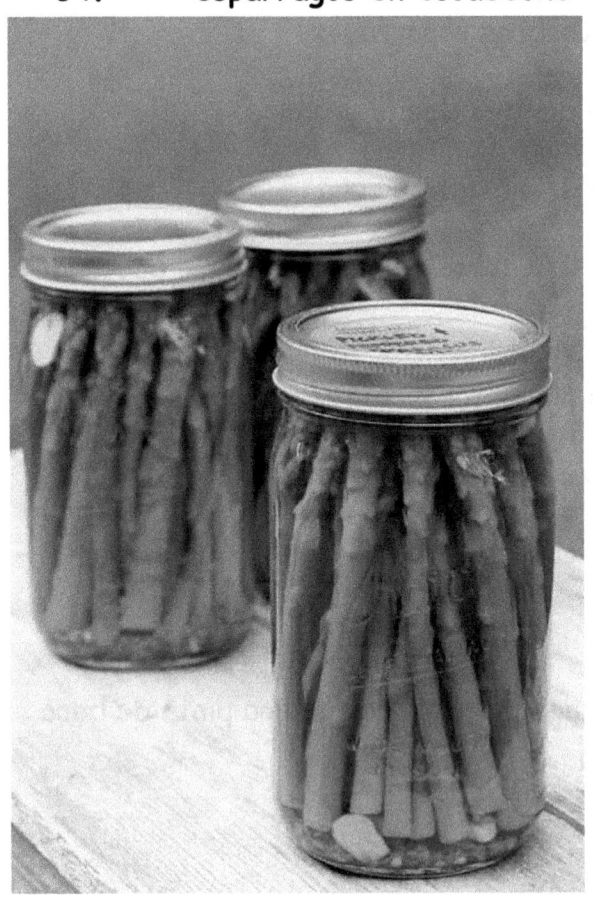

Ingredientes:

- 10 libras espárragos
- 6 dientes de ajo grandes
- 4-1/2 tazas de agua
- 4-1/2 tazas de vinagre blanco destilado (5%)
- 6 pimientos picantes pequeños (opcional)
- 1/2 taza de sal para conservas
- 3 cucharaditas de semillas de eneldo

Rendimiento: 6 tarros de una pinta de boca ancha

Direcciones:

a) Lave bien los espárragos, pero suavemente, con agua corriente. Corte los tallos desde el fondo para dejar puntas con puntas que se introduzcan en el frasco de conservas, dejando un poco más de 1/2 pulgada de espacio superior. Pelar y lavar los dientes de ajo.

b) Coloque un diente de ajo en el fondo de cada frasco y empaque bien los espárragos en frascos calientes con los extremos romos hacia abajo. En una cacerola de 8 cuartos, combine el agua, el vinagre, los pimientos picantes (opcional), la sal y las semillas de eneldo.

c) Llevar a ebullición. Coloque un pimiento picante (si se usa) en cada frasco sobre los espárragos. Vierta salmuera caliente hirviendo sobre los tallos, dejando un espacio superior de 1/2 pulgada.

d) Retire las burbujas de aire y ajuste el espacio libre si es necesario. Limpie los bordes de los frascos con una toalla de papel limpia humedecida.

65.	Frijoles encurtidos

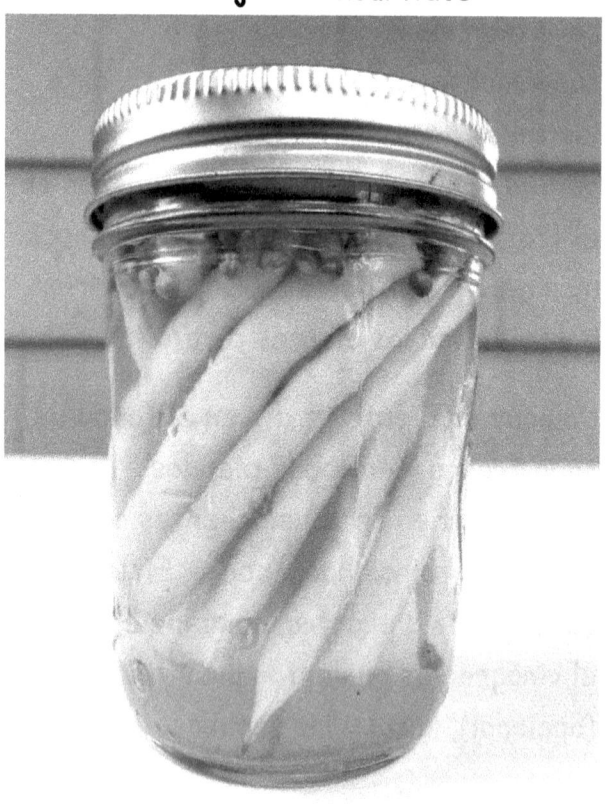

Ingredientes:

- 4 libras judías verdes o amarillas frescas y tiernas
- 8 a 16 cabezas de eneldo fresco
- 8 dientes de ajo (opcional)
- 1/2 taza de sal para enlatar o encurtir
- 4 tazas de vinagre blanco (5%)
- 4 tazas de agua
- 1 cucharadita de hojuelas de pimiento rojo picante

Rendimiento: Alrededor de 8 pintas

Direcciones:

a) Lave y corte los extremos de los frijoles y córtelos en longitudes de 4 pulgadas. En cada tarro esterilizado caliente, coloque 1 o 2 cabezas de eneldo y, si lo desea, 1 diente de ajo. Coloque los frijoles enteros en posición vertical en frascos, dejando un espacio superior de 1/2 pulgada.

b) Recorte los frijoles para asegurarse de que estén bien, si es necesario. Combine sal, vinagre, agua y hojuelas de pimienta (si lo desea). Llevar a ebullición. Agregue la solución caliente a los frijoles, dejando un espacio superior de 1/2 pulgada.

c) Retire las burbujas de aire y ajuste el espacio libre si es necesario. Limpie los bordes de los frascos con una toalla de papel limpia humedecida.

66. Ensalada de tres frijoles en escabeche

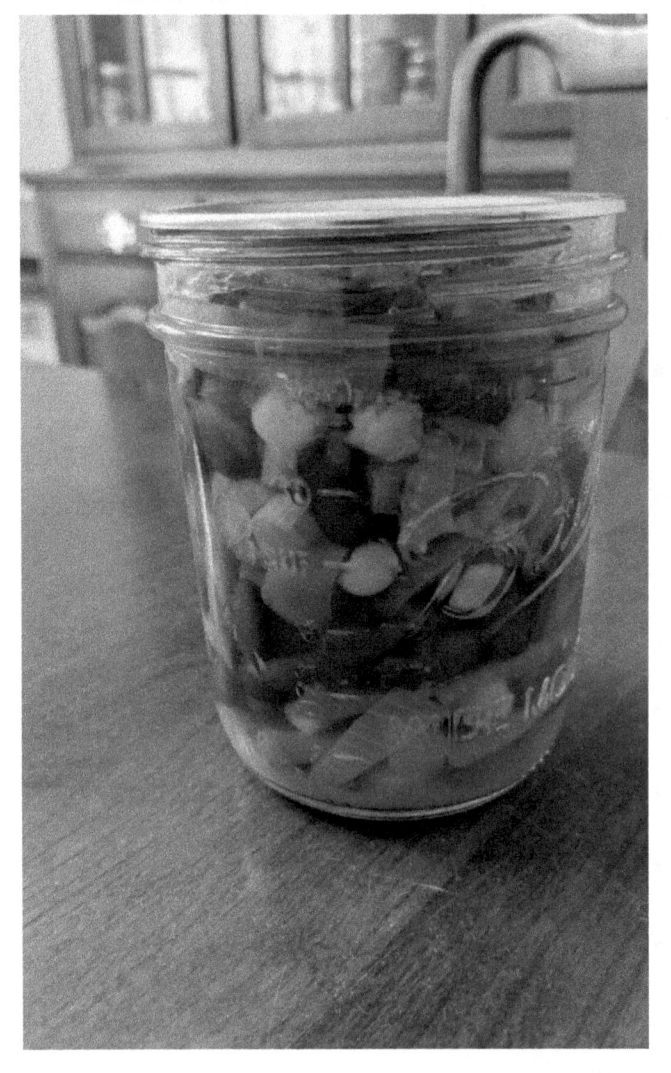

Ingredientes:

- 1-1/2 tazas de frijoles verdes/amarillos blanqueados
- 1-1/2 tazas de frijoles rojos enlatados y escurridos
- 1 taza de garbanzos enlatados y escurridos
- 1/2 taza de cebolla pelada y en rodajas finas
- 1/2 taza de apio cortado y en rodajas finas
- 1/2 taza de pimientos verdes en rodajas
- 1/2 taza de vinagre blanco (5%)
- 1/4 taza de jugo de limón embotellado
- 3/4 taza de azúcar
- 1/4 taza de aceite
- 1/2 cucharadita de sal para enlatar o encurtir
- 1-1/4 tazas de agua

Rendimiento: alrededor de 5 a 6 medias pintas

Direcciones:

a) Lave y rompa los extremos de los frijoles frescos. Corte o rompa en pedazos de 1 a 2 pulgadas.

b) Blanquear 3 minutos y enfriar inmediatamente. Enjuague los frijoles con agua del grifo y escúrralos nuevamente. Prepare y mida todas las demás verduras.

c) Combine el vinagre, el jugo de limón, el azúcar y el agua y hierva. Alejar del calor.

d) Agregue aceite y sal y mezcle bien. Agregue frijoles, cebollas, apio y pimiento verde a la solución y cocine a fuego lento.

e) Marinar de 12 a 14 horas en el refrigerador, luego calentar toda la mezcla hasta que hierva. Llene los frascos calientes con sólidos. Agregue el líquido caliente, dejando un espacio superior de 1/2 pulgada.

f) Retire las burbujas de aire y ajuste el espacio libre si es necesario. Limpie los bordes de los frascos con una toalla de papel limpia humedecida.

67.   Las remolachas en escabeche

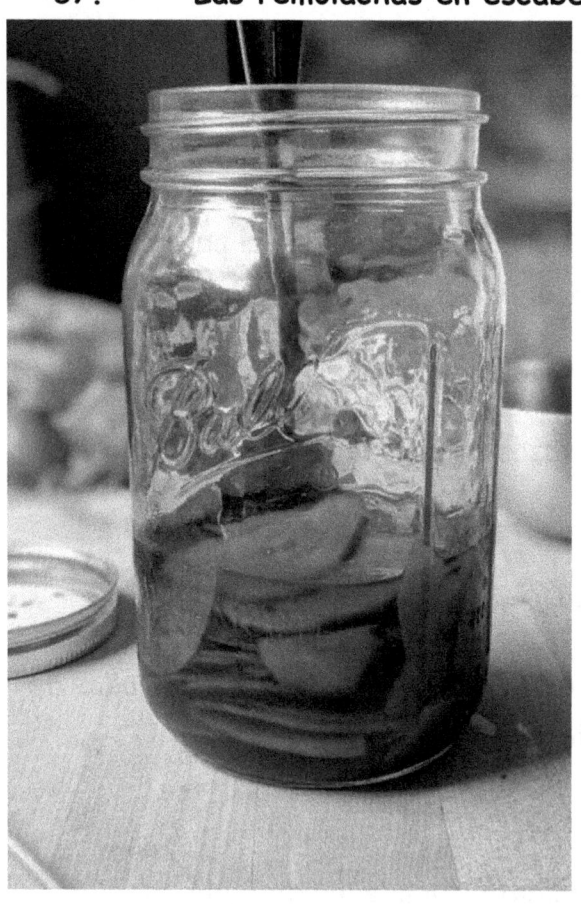

Ingredientes:

- 7 libras de remolachas de 2 a 2-1/2 pulgadas de diámetro
- 4 tazas de vinagre (5%)
- 1-1/2 cucharaditas de sal para enlatar o encurtir
- 2 tazas de azúcar
- 2 tazas de agua
- 2 palitos de canela
- 12 dientes enteros
- 4 a 6 cebollas (de 2 a 2-1/2 pulgadas de diámetro),

Rendimiento: Alrededor de 8 pintas

Direcciones:

a) Recorte las puntas de las remolachas, dejando 1 pulgada de tallo y raíces para evitar que pierda el color.

b) Lávese bien. Ordenar por tamaño. Cubra tamaños similares junto con agua hirviendo y cocine hasta que estén tiernos (alrededor de 25 a 30 minutos). Precaución: Drene y deseche el líquido. Remolachas frescas. Recorte de raíces y tallos y deslizamiento de pieles. Cortar en rodajas de 1/4 de pulgada. Pelar y cortar en rodajas finas las cebollas.

c) Combine el vinagre, la sal, el azúcar y el agua dulce. Coloque las especias en una bolsa de gasa y agréguelas a la mezcla de vinagre. Llevar a ebullición. Agregue las remolachas y las cebollas. Cocine a fuego lento 5 minutos. Retire la bolsa de especias.

d) Llene los frascos calientes con remolachas y cebollas, dejando un espacio superior de 1/2 pulgada. Agregue la solución de vinagre caliente, dejando un espacio superior de 1/2 pulgada.

e) Retire las burbujas de aire y ajuste el espacio libre si es necesario. Limpie los bordes de los frascos con una toalla de papel limpia humedecida.

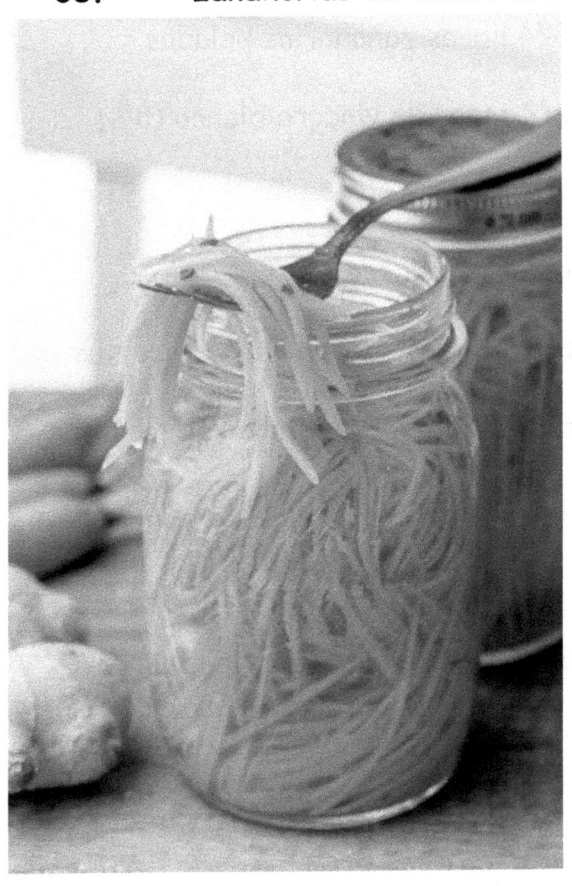

68. zanahorias en escabeche

Ingredientes:

- 2-3/4 libras zanahorias peladas
- 5-1/2 tazas de vinagre blanco (5%)
- 1 taza de agua
- 2 tazas de azúcar
- 2 cucharaditas de sal para conservas
- 8 cucharaditas de semillas de mostaza
- 4 cucharaditas de semilla de apio

Rendimiento: Alrededor de 4 pintas

Direcciones:

a) Lave y pele las zanahorias. Cortar en círculos de aproximadamente 1/2 pulgada de grosor.

b) Combine el vinagre, el agua, el azúcar y la sal para conservas en una olla o en un horno holandés de 8 cuartos. Llevar a ebullición y hervir 3 minutos. Agregue las zanahorias y vuelva a hervir. Luego reduzca el fuego a fuego lento y caliente hasta que esté medio cocido (unos 10 minutos).

c) Mientras tanto, coloque 2 cucharaditas de semillas de mostaza y 1 cucharadita de semillas de apio en cada jarra de pinta caliente vacía. Llene los frascos con zanahorias calientes, dejando un espacio superior de 1 pulgada. Llene con líquido decapante caliente, dejando un espacio superior de 1/2 pulgada.

d) Retire las burbujas de aire y ajuste el espacio libre si es necesario. Limpie los bordes de los frascos con una toalla de papel limpia humedecida.

69. Coliflor en escabeche/Bruselas

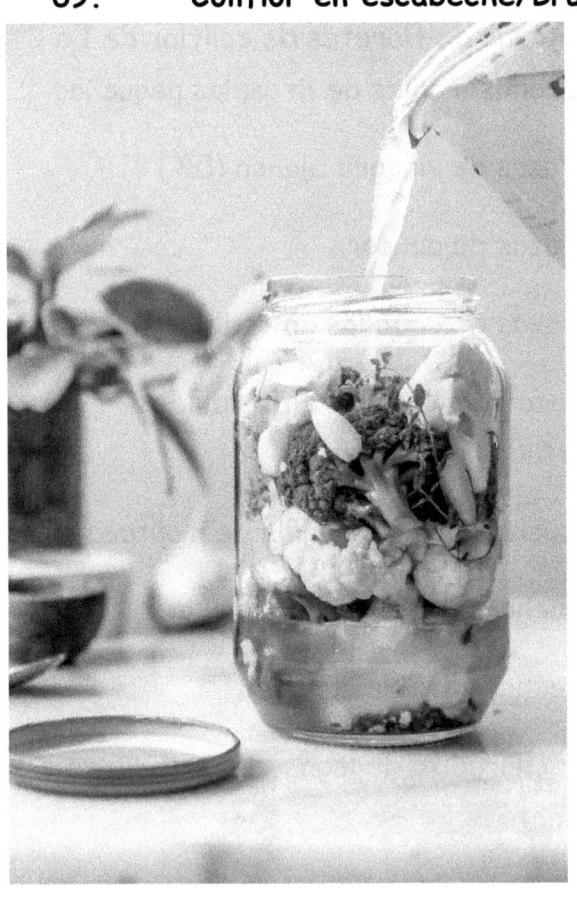

Ingredientes:

- 12 tazas de floretes de coliflor de 1 a 2 pulgadas o coles de Bruselas pequeñas
- 4 tazas de vinagre blanco (5%)
- 2 tazas de azúcar
- 2 tazas de cebollas en rodajas finas
- 1 taza de pimientos rojos dulces cortados en cubitos
- 2 cucharadas de semilla de mostaza
- 1 cucharada de semilla de apio
- 1 cucharadita de cúrcuma
- 1 cucharadita de lagos de pimiento rojo picante

Rendimiento: alrededor de 9 medias pintas

Direcciones:

a) Lave los cogollos de coliflor o las coles de Bruselas y hierva en agua con sal (4 cucharaditas de sal para conservas por galón de agua) durante 3 minutos para la coliflor y 4 minutos para las coles de Bruselas. Escurrir y enfriar.

b) Combine el vinagre, el azúcar, la cebolla, el pimiento rojo picado y las especias en una cacerola grande. Lleve a ebullición y cocine a fuego lento durante 5 minutos.

c) Distribuya la cebolla y el pimiento cortado en cubitos entre los frascos. Llene los frascos calientes con las piezas y la solución de encurtido, dejando un espacio superior de 1/2 pulgada.

d) Retire las burbujas de aire y ajuste el espacio libre si es necesario. Limpie los bordes de los frascos con una toalla de papel limpia humedecida.

70.   Ensalada de chayote y jícama

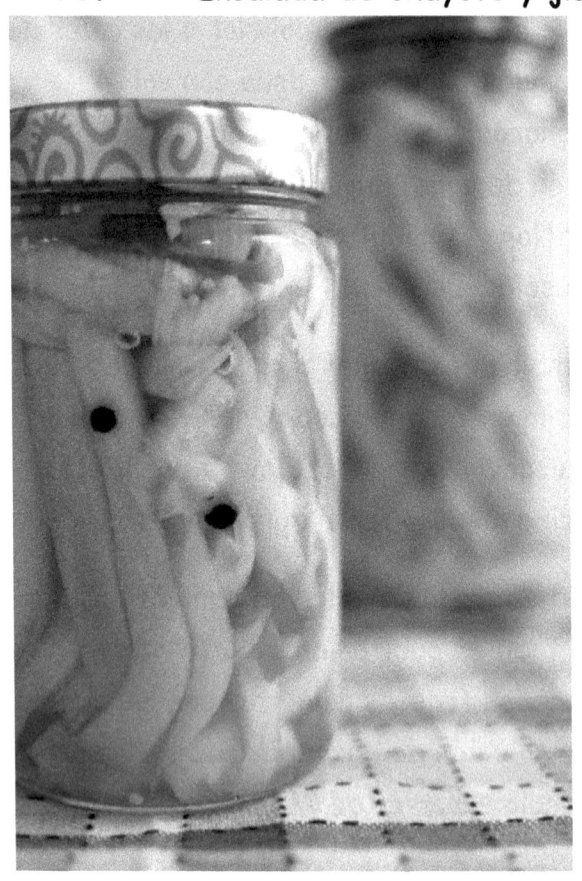

Ingredientes:

- 4 tazas de jícama en juliana
- 4 tazas de chayote en juliana
- 2 tazas de pimiento rojo picado
- 2 pimientos picantes picados
- 2-1/2 tazas de agua
- 2-1/2 tazas de vinagre de sidra (5%)
- 1/2 taza de azúcar blanca
- 3-1/2 cucharaditas de sal para conservas
- 1 cucharadita de semilla de apio (opcional)

Rendimiento: alrededor de 6 medias pintas

Direcciones:

a) Precaución: use guantes de plástico o de goma y no se toque la cara mientras manipula o corta pimientos picantes. Si no usa guantes, lávese bien las manos con agua y jabón antes de tocarse la cara o los ojos.

b) Lavar, pelar y cortar en juliana fina la jícama y el chayote, descartando la semilla del chayote. En un horno holandés u olla de 8 cuartos, combine todos los ingredientes excepto el chayote. Llevar a ebullición y hervir durante 5 minutos.

c) Reduzca el fuego a fuego lento y agregue el chayote. Vuelva a hervir y luego apague el fuego. Llene los sólidos calientes en frascos calientes de media pinta, dejando un espacio superior de 1/2 pulgada.

d) Cubra con líquido de cocción hirviendo, dejando un espacio superior de 1/2 pulgada.

e) Retire las burbujas de aire y ajuste el espacio libre si es necesario. Limpie los bordes de los frascos con una toalla de papel limpia humedecida.

71. Jícama en escabeche de pan con mantequilla

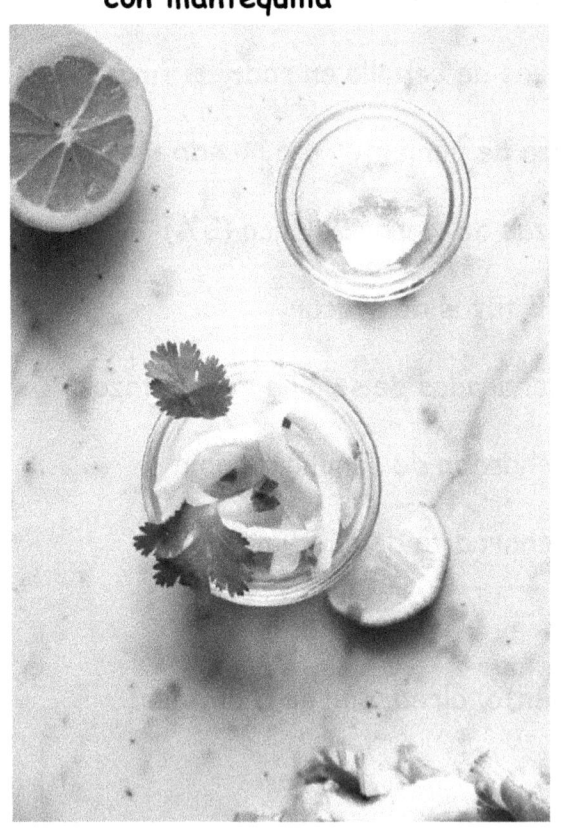

Ingredientes:

- 14 tazas de jícama en cubos
- 3 tazas de cebolla en rodajas finas
- 1 taza de pimiento rojo picado
- 4 tazas de vinagre blanco (5%)
- 4-1/2 tazas de azúcar
- 2 cucharadas de semilla de mostaza
- 1 cucharada de semilla de apio
- 1 cucharadita de cúrcuma molida

Rendimiento: alrededor de 6 pintas

Direcciones:

a) Combine el vinagre, el azúcar y las especias en un horno holandés de 12 cuartos o en una cacerola grande. Revuelva y lleve a ebullición. Agregue la jícama preparada, las rodajas de cebolla y el pimiento rojo. Vuelva a hervir, reduzca el fuego y cocine a fuego lento durante 5 minutos. Revuelva ocasionalmente.

b) Llene los sólidos calientes en frascos de una pinta caliente, dejando un espacio superior de 1/2 pulgada. Cubra con líquido de cocción hirviendo, dejando un espacio superior de 1/2 pulgada.

c) Retire las burbujas de aire y ajuste el espacio libre si es necesario. Limpie los bordes de los frascos con una toalla de papel limpia humedecida.

72. Champiñones enteros marinados

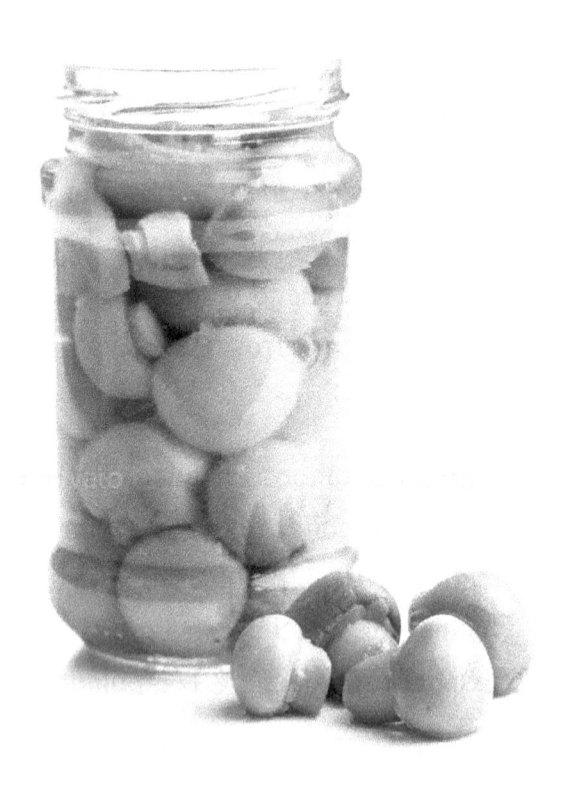

Ingredientes:

- 7 libras champiñones enteros pequeños
- 1/2 taza de jugo de limón embotellado
- 2 tazas de aceite de oliva o de ensalada
- 2-1/2 tazas de vinagre blanco (5%)
- 1 cucharada de hojas de orégano
- 1 cucharada de hojas de albahaca seca
- 1 cucharada de sal para enlatar o encurtir
- 1/2 taza de cebolla picada
- 1/4 taza de pimiento cortado en cubitos
- 2 dientes de ajo, cortados en cuartos
- 25 granos de pimienta negra

Rendimiento: alrededor de 9 medias pintas

Direcciones:

a) Seleccione champiñones sin abrir muy frescos con tapas de menos de 1-1/4 pulgada de diámetro. Lavar. Cortar los tallos, dejando 1/4 de pulgada adheridos a la tapa. Agregue jugo de limón y agua hasta cubrir. Hervirlo. Cocine a fuego lento 5 minutos. Escurrir los champiñones.

b) Mezcla el aceite de oliva, el vinagre, el orégano, la albahaca y la sal en una cacerola. Agregue las cebollas y el pimiento y caliente hasta que hierva.

c) Coloque 1/4 diente de ajo y 2-3 granos de pimienta en un frasco de media pinta. Llene los frascos calientes con champiñones y una solución de aceite y vinagre caliente y bien mezclada, dejando un espacio superior de 1/2 pulgada.

d) Retire las burbujas de aire y ajuste el espacio libre si es necesario. Limpie los bordes de los frascos con una toalla de papel limpia humedecida

73. Quimbombó en escabeche

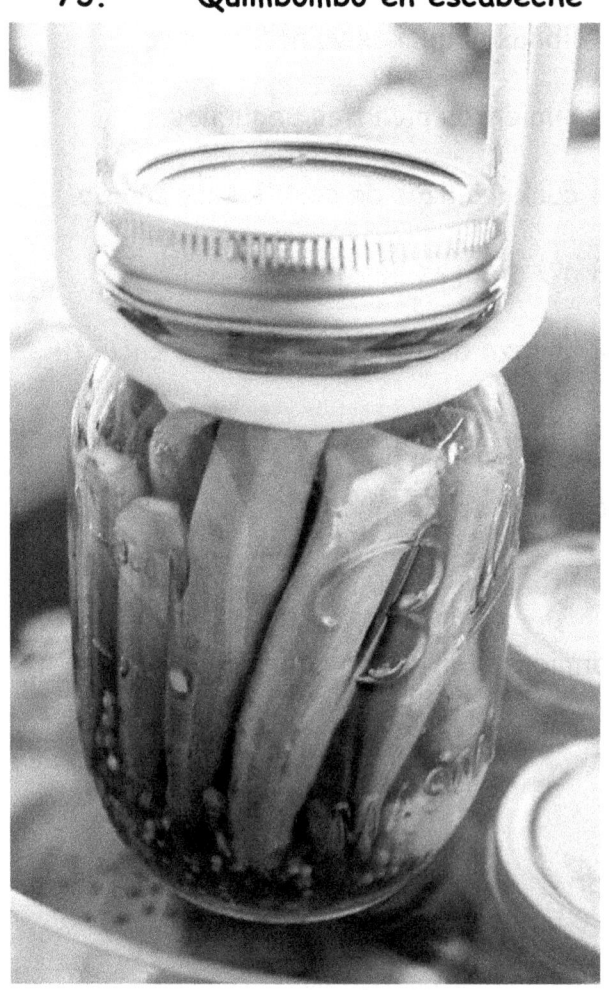

Ingredientes

- 7 libras pequeñas vainas de okra
- 6 pimientos picantes pequeños
- 4 cucharaditas de semillas de eneldo
- 8 a 9 dientes de ajo
- 2/3 taza de sal para enlatar o encurtir
- 6 tazas de agua
- 6 tazas de vinagre (5%)

Rendimiento: alrededor de 8 a 9 pintas

Direcciones:

a) Lavar y recortar la okra. Llene los frascos calientes firmemente con okra entera, dejando un espacio superior de 1/2 pulgada. Coloque 1 diente de ajo en cada frasco.

b) Combine la sal, los pimientos picantes, las semillas de eneldo, el agua y el vinagre en una cacerola grande y hierva. Vierta la solución de decapado caliente sobre la okra, dejando un espacio superior de 1/2 pulgada.

c) Retire las burbujas de aire y ajuste el espacio libre si es necesario. Limpie los bordes de los frascos con una toalla de papel limpia humedecida.

74. cebollas perla en escabeche

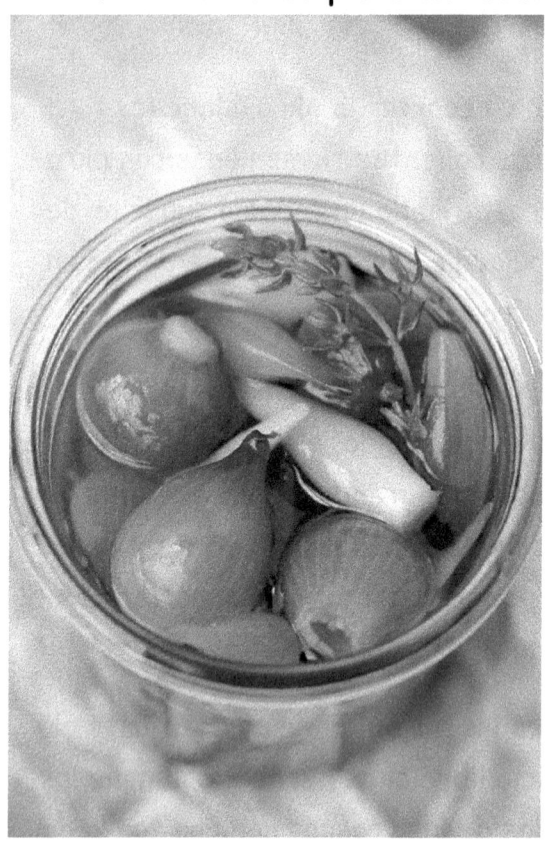

Ingredientes:

- 8 tazas de cebollas perla blancas peladas
- 5-1/2 tazas de vinagre blanco (5%)
- 1 taza de agua
- 2 cucharaditas de sal para conservas
- 2 tazas de azúcar
- 8 cucharaditas de semillas de mostaza
- 4 cucharaditas de semilla de apio

Rendimiento: alrededor de 3 a 4 pintas

Direcciones:

a) Para pelar las cebollas, coloque unas pocas a la vez en una canasta de malla de alambre o colador, sumérjalas en agua hirviendo durante 30 segundos, luego retírelas y colóquelas en agua fría durante 30 segundos. Corte una rodaja de 1/16 de pulgada del extremo de la raíz, luego quite la cáscara y corte 1/16 de pulgada del otro extremo de la cebolla.

b) Combine el vinagre, el agua, la sal y el azúcar en un horno holandés o una olla sopera de 8 cuartos. Llevar a ebullición y hervir 3 minutos.

c) Agregue las cebollas peladas y vuelva a hervir. Reduzca el fuego a fuego lento y caliente hasta que esté medio cocido (unos 5 minutos).

d) Mientras tanto, coloque 2 cucharaditas de semillas de mostaza y 1 cucharadita de semillas de apio en cada jarra de pinta caliente vacía. Rellene con cebollas calientes, dejando un espacio superior de 1 pulgada. Llene con líquido decapante caliente, dejando un espacio superior de 1/2 pulgada.

e) Retire las burbujas de aire y ajuste el espacio libre si es necesario. Limpie los bordes de los frascos con una toalla de papel limpia humedecida.

75. pimientos marinados

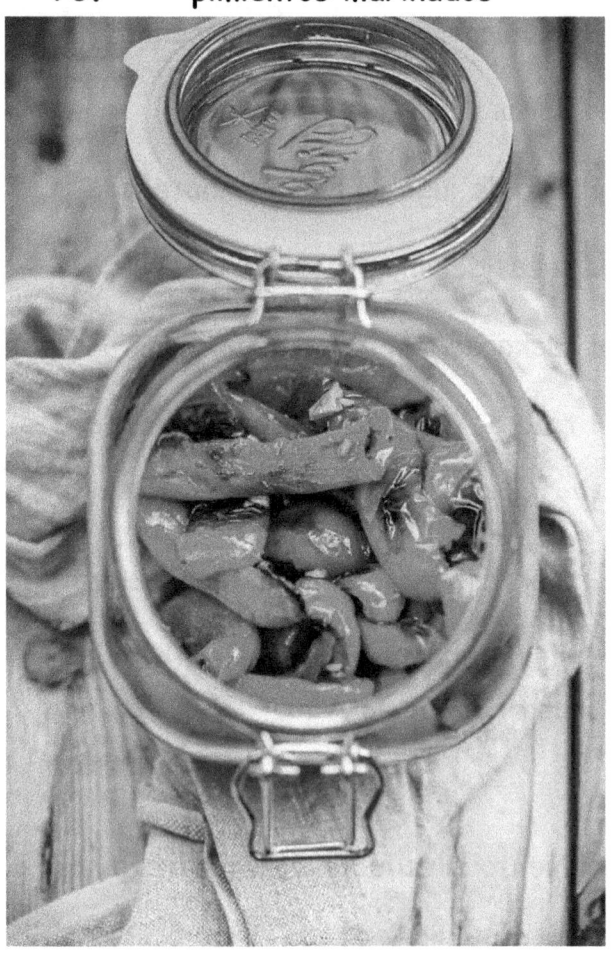

Ingredientes:

- Bell, húngaro, plátano o jalapeño
- 4 libras pimientos firmes
- 1 taza de jugo de limón embotellado
- 2 tazas de vinagre blanco (5%)
- 1 cucharada de hojas de orégano
- 1 taza de aceite de oliva o de ensalada
- 1/2 taza de cebolla picada
- 2 dientes de ajo, en cuartos (opcional)
- 2 cucharadas de rábano picante preparado (opcional)

Rendimiento: alrededor de 9 medias pintas

Direcciones:

a) Selecciona tu pimiento favorito. Precaución: si elige pimientos picantes, use guantes de plástico o de goma y no se toque la cara mientras manipula o corta pimientos picantes.

b) Lave, corte de dos a cuatro hendiduras en cada pimiento y blanquee en agua hirviendo o abra ampollas en los pimientos picantes de piel dura usando uno de estos dos métodos:

c) Método de horno o asador para ampollar la piel: coloque los pimientos en un horno caliente (400 °F) o debajo de un asador durante 6 a 8 minutos hasta que la piel se ampolle.

d) Método de estufa para ampollar la piel: cubra el quemador caliente (ya sea de gas o eléctrico) con una malla de alambre grueso.

e) Coloque los pimientos en el quemador durante varios minutos hasta que la piel se ampolle.

f) Después de ampollar la piel, coloque los pimientos en una sartén y cúbralos con un paño húmedo. (Esto hará que pelar los pimientos sea más fácil). Deje enfriar varios minutos; cáscara de pieles. Aplane los pimientos enteros.

g) Mezcle todos los ingredientes restantes en una cacerola y caliente hasta que hierva. Coloque 1/4 de diente de ajo (opcional) y 1/4 de cucharadita de sal en cada jarra caliente de media pinta o 1/2 cucharadita por pinta. Llene los frascos calientes con pimientos. Agregue una solución caliente y bien mezclada de aceite/encurtido sobre los pimientos, dejando un espacio superior de 1/2 pulgada.

h) Retire las burbujas de aire y ajuste el espacio libre si es necesario. Limpie los bordes de los frascos con una toalla de papel limpia humedecida.

76.   pimientos morrones en escabeche

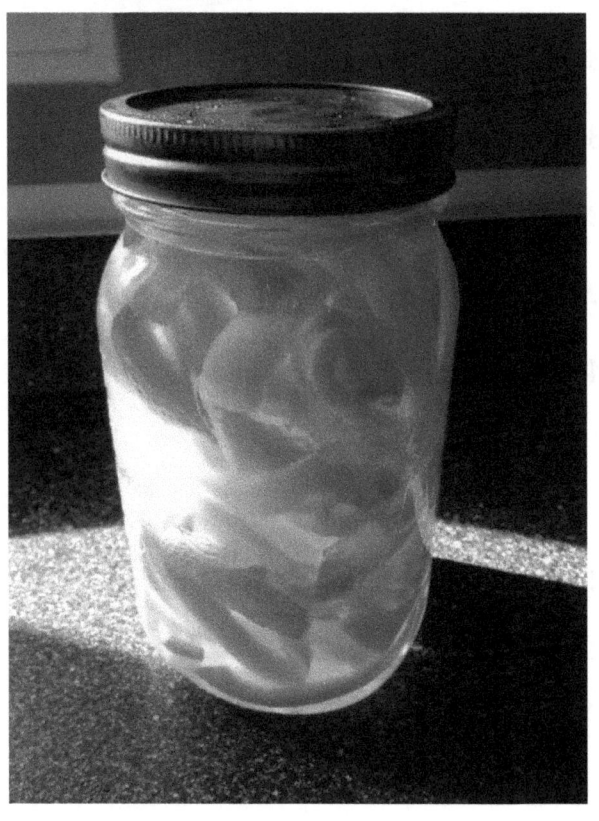

Ingredientes:

- 7 libras Pimientos
- 3-1/2 tazas de azúcar
- 3 tazas de vinagre (5%)
- 3 tazas de agua
- 9 dientes de ajo
- 4-1/2 cucharaditas de sal para enlatar o encurtir

Rendimiento: Alrededor de 9 pintas

Direcciones:

a) Lave los pimientos, córtelos en cuartos, retire los corazones y las semillas y corte las imperfecciones. Cortar los pimientos en tiras. Hervir el azúcar, el vinagre y el agua durante 1 minuto.

b) Añadir los pimientos y llevar a ebullición. Coloque 1/2 diente de ajo y 1/4 de cucharadita de sal en cada frasco esterilizado caliente de media pinta; duplique las cantidades para los tarros de una pinta.

c) Agregue tiras de pimiento y cubra con la mezcla de vinagre caliente, dejando 1/2 pulgada

77.   pimientos picantes en escabeche

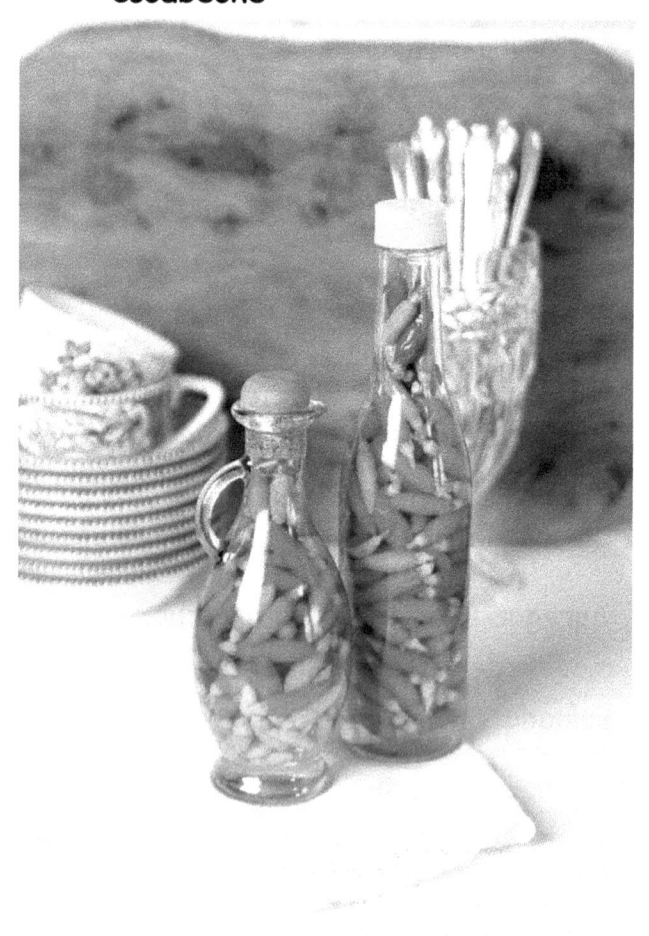

Ingredientes:

- húngaro, plátano, chile, jalapeño
- 4 libras pimientos picantes largos rojos, verdes o amarillos
- 3 libras pimientos dulces rojos y verdes, mezclados
- 5 tazas de vinagre (5%)
- 1 taza de agua
- 4 cucharaditas de sal para enlatar o encurtir
- 2 cucharadas de azúcar
- 2 dientes de ajo

Rendimiento: Alrededor de 9 pintas

Direcciones:

a) Precaución: use guantes de plástico o de goma y no se toque la cara mientras manipula o corta pimientos picantes. Si no usa guantes, lávese bien las manos con agua y jabón antes de tocarse la cara o los ojos.

b) Lave los pimientos. Si los pimientos pequeños se dejan enteros, corte de 2 a 4 hendiduras en cada uno. Cuarto de pimientos grandes.

c) Blanquee en agua hirviendo o ampolla la piel de los pimientos picantes de piel dura usando uno de estos dos métodos:

d) Método de horno o asador para ampollar la piel: coloque los pimientos en un horno caliente (400 °F) o debajo de un asador durante 6 a 8 minutos hasta que la piel se ampolle.

e) Método de estufa para ampollar la piel: cubra el quemador caliente (ya sea de gas o eléctrico) con una malla de alambre grueso.

f) Coloque los pimientos en el quemador durante varios minutos hasta que la piel se ampolle.

g) Después de ampollar la piel, coloque los pimientos en una sartén y cúbralos con un paño húmedo. (Esto hará que pelar los pimientos sea más fácil). Deje enfriar varios minutos; cáscara de pieles. Aplane los pimientos pequeños. Cuarto de pimientos grandes. Llene los frascos calientes con pimientos, dejando un espacio superior de 1/2 pulgada.

h) Combine y caliente otros ingredientes hasta que hiervan y cocine a fuego lento durante 10 minutos. Retire el ajo. Agregue la solución de encurtido caliente sobre los pimientos, dejando un espacio superior de 1/2 pulgada.

i) Retire las burbujas de aire y ajuste el espacio libre si es necesario. Limpie los bordes de los frascos con una toalla de papel limpia humedecida.

78. Aros de chile jalapeño en escabeche

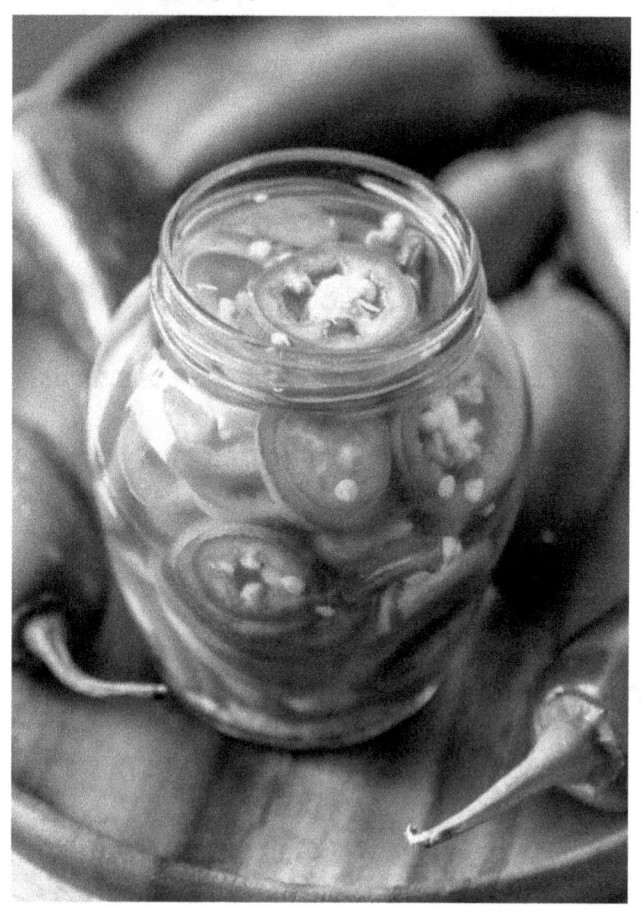

Ingredientes:

- 3 libras chiles jalapeños
- 1-1/2 tazas de lima para encurtir
- 1-1/2 galones de agua
- 7-1/2 tazas de vinagre de sidra (5%)
- 1-3/4 tazas de agua
- 2-1/2 cucharadas de sal para conservas
- 3 cucharadas de semilla de apio
- 6 cucharadas de semilla de mostaza

Rendimiento: alrededor de 6 tarros de pinta

Direcciones:

a) Precaución: use guantes de plástico o de goma y no se toque la cara mientras manipula o corta pimientos picantes.

b) Lave bien los pimientos y córtelos en rodajas de 1/4 de pulgada de grosor. Deseche el extremo del tallo.

c) Mezcle 1-1/2 tazas de lima para decapado con 1-1/2 galones de agua en un recipiente de acero inoxidable, vidrio o plástico apto para uso alimentario. Evite inhalar el polvo de cal mientras mezcla la solución de cal y agua.

d) Remoje las rodajas de pimiento en el agua de limón, en el refrigerador, durante 18 horas, revolviendo ocasionalmente (se pueden usar de 12 a 24 horas). Drene la solución de limón de los anillos de pimiento empapados.

e) Enjuague los pimientos suavemente pero a fondo con agua. Cubra los aros de pimiento con agua fresca y fría y déjelos en remojo en el refrigerador durante 1 hora. Escurrir el agua de los pimientos. Repita los pasos de enjuague, remojo y drenaje dos veces más. Escurrir bien al final.

f) Coloque 1 cucharada de semillas de mostaza y 1-1/2 cucharaditas de semillas de apio en el fondo de cada jarra de pinta caliente. Empaque los aros de pimienta escurridos en los frascos, dejando un espacio superior de 1/2 pulgada. Pon a hervir vinagre de sidra, 1-3/4 tazas de agua y sal para conservas a fuego alto. Vierta la solución de salmuera caliente hirviendo sobre los aros de pimienta en los frascos, dejando un espacio superior de 1/2 pulgada.

g) Retire las burbujas de aire y ajuste el espacio libre si es necesario. Limpie los bordes de los frascos con una toalla de papel limpia humedecida.

79. Aros de pimiento amarillo en escabeche

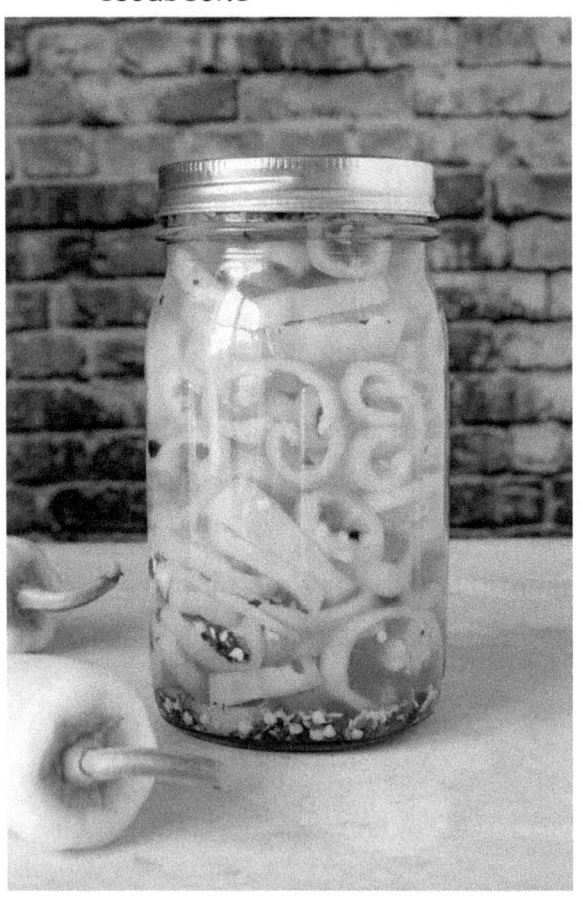

Ingredientes:

- 2-1/2 a 3 libras. pimientos amarillos (plátano)
- 2 cucharadas de semilla de apio
- 4 cucharadas de semilla de mostaza
- 5 tazas de vinagre de sidra (5%)
- 1-1/4 tazas de agua
- 5 cucharaditas de sal para conservas

Rendimiento: alrededor de 4 pintas

Direcciones:

a) Lave bien los pimientos y retire el extremo del tallo; corte los pimientos en aros de 1/4 de pulgada de grosor. Coloque 1/2 cucharada de semillas de apio y 1 cucharada de semillas de mostaza en el fondo de cada frasco de pinta caliente vacío.

b) Rellene los aros de pimienta en los frascos, dejando un espacio superior de 1/2 pulgada. En una cacerola o horno holandés de 4 cuartos, combine el vinagre de sidra, el agua y la sal; calentar hasta hervir. Cubra los aros de pimiento con líquido de encurtido hirviendo, dejando un espacio superior de 1/2 pulgada.

c) Retire las burbujas de aire y ajuste el espacio libre si es necesario. Limpie los bordes de los frascos con una toalla de papel limpia humedecida.

80. Tomates verdes dulces en escabeche

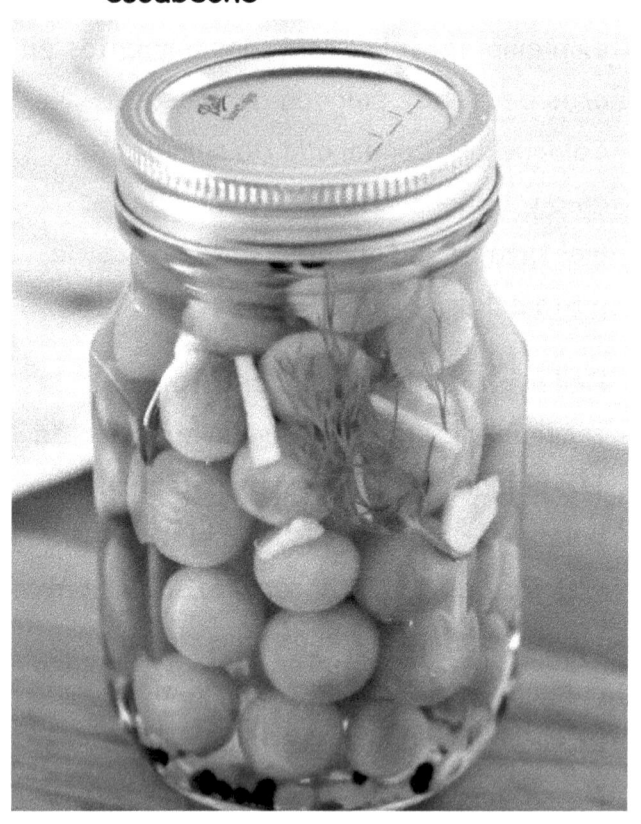

Ingredientes:

- 10 a 11 libras de tomates verdes
- 2 tazas de cebollas rebanadas
- 1/4 taza de sal para enlatar o encurtir
- 3 tazas de azúcar moreno
- 4 tazas de vinagre (5%)
- 1 cucharada de semilla de mostaza
- 1 cucharada de pimienta de Jamaica
- 1 cucharada de semilla de apio
- 1 cucharada de clavo entero

Rendimiento: Alrededor de 9 pintas

Direcciones:

a) Lave y corte los tomates y las cebollas. Coloque en un tazón, espolvoree con 1/4 taza de sal y deje reposar de 4 a 6 horas. Desagüe. Caliente y revuelva el azúcar en vinagre hasta que se disuelva.

b) Ate la semilla de mostaza, la pimienta de Jamaica, la semilla de apio y el clavo en una bolsa de especias. Añadir al vinagre con tomates y cebollas. Si es necesario, agregue un mínimo de agua para cubrir las piezas. Deje hervir y cocine a fuego lento durante 30 minutos, revolviendo según sea necesario para evitar que se queme. Los tomates deben estar tiernos y transparentes cuando se cocinan adecuadamente.

c) Retire la bolsa de especias. Llene el frasco caliente con sólidos y cubra con solución de decapado caliente, dejando un espacio libre de 1/2 pulgada.

d) Retire las burbujas de aire y ajuste el espacio libre si es necesario. Limpie los bordes de los frascos con una toalla de papel limpia humedecida.

81. Verduras mixtas en escabeche

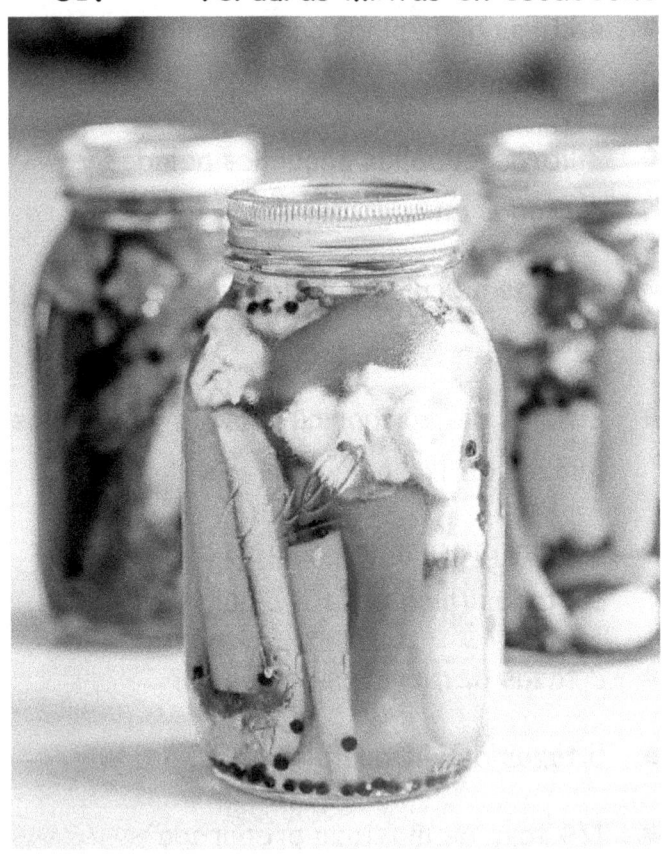

Ingredientes:

- 4 libras de pepinos para encurtir de 4 a 5 pulgadas
- 2 libras. cebollas pequeñas peladas y cortadas en cuartos
- 4 tazas de apio cortado (piezas de 1 pulgada)
- 2 tazas de zanahorias peladas y cortadas (piezas de 1/2 pulgada)
- 2 tazas de pimientos rojos dulces cortados (piezas de 1/2 pulgada)
- 2 tazas de floretes de coliflor
- 5 tazas de vinagre blanco (5%)
- 1/4 taza de mostaza preparada
- 1/2 taza de sal para enlatar o encurtir
- 3-1/2 tazas de azúcar
- 3 cucharadas de semilla de apio
- 2 cucharadas de semilla de mostaza
- 1/2 cucharaditas de clavo entero

- 1/2 cucharaditas de cúrcuma molida

Rendimiento: Alrededor de 10 pintas

Direcciones:

a) Combine las verduras, cubra con 2 pulgadas de hielo picado o en cubos y refrigere de 3 a 4 horas. En una tetera de 8 cuartos, combine el vinagre y la mostaza y mezcle bien. Agregue sal, azúcar, semilla de apio, semilla de mostaza, clavo, cúrcuma. Llevar a ebullición. Escurra las verduras y agréguelas a la solución de encurtido caliente.

b) Tapar y llevar a ebullición lentamente. Escurra las verduras pero guarde la solución de encurtido. Llene las verduras en frascos de una pinta calientes y estériles, o cuartos de galón calientes, dejando un espacio superior de 1/2 pulgada. Agregue la solución de decapado, dejando un espacio superior de 1/2 pulgada.

c) Retire las burbujas de aire y ajuste el espacio libre si es necesario. Limpie los bordes de los frascos con una toalla de papel limpia humedecida.

82. Calabacines encurtidos con pan y mantequilla

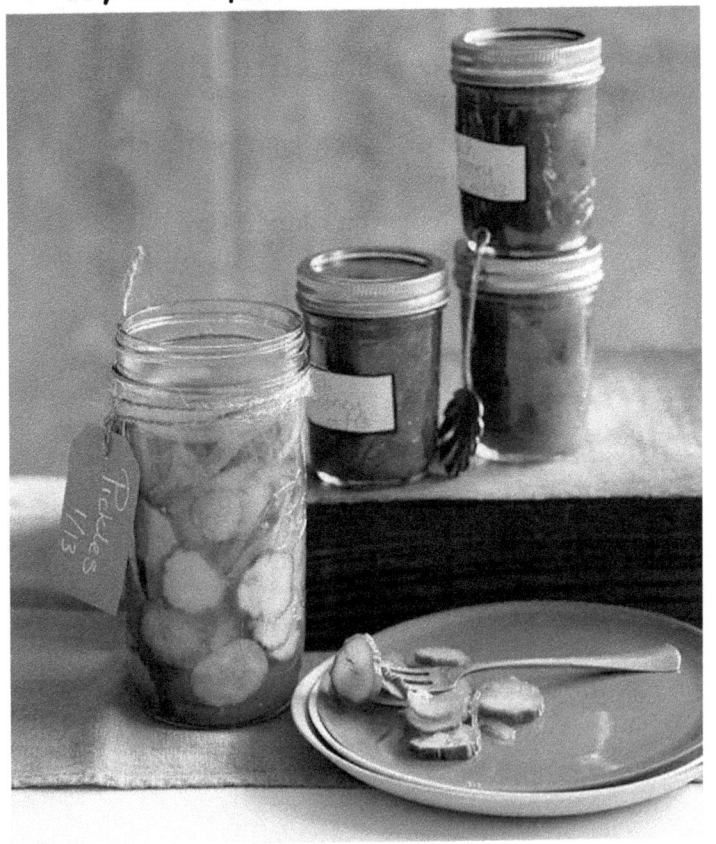

Ingredientes:

- 16 tazas de calabacín fresco, en rodajas
- 4 tazas de cebollas, en rodajas finas
- 1/2 taza de sal para enlatar o encurtir
- 4 tazas de vinagre blanco (5%)
- 2 tazas de azúcar
- 4 cucharadas de semilla de mostaza
- 2 cucharadas de semilla de apio
- 2 cucharaditas de cúrcuma molida

Rendimiento: alrededor de 8 a 9 pintas

Direcciones:

a) Cubra las rodajas de calabacín y cebolla con 1 pulgada de agua y sal. Dejar reposar 2 horas y escurrir bien. Combina vinagre, azúcar y especias. Llevar a ebullición y agregar el calabacín y la cebolla. Cocine a fuego lento durante 5 minutos y llene los frascos calientes con la mezcla y la solución para encurtir, dejando un espacio superior de 1/2 pulgada.

b) Retire las burbujas de aire y ajuste el espacio libre si es necesario. Limpie los bordes de los frascos con una toalla de papel limpia humedecida.

83. Salsa de chayote y pera

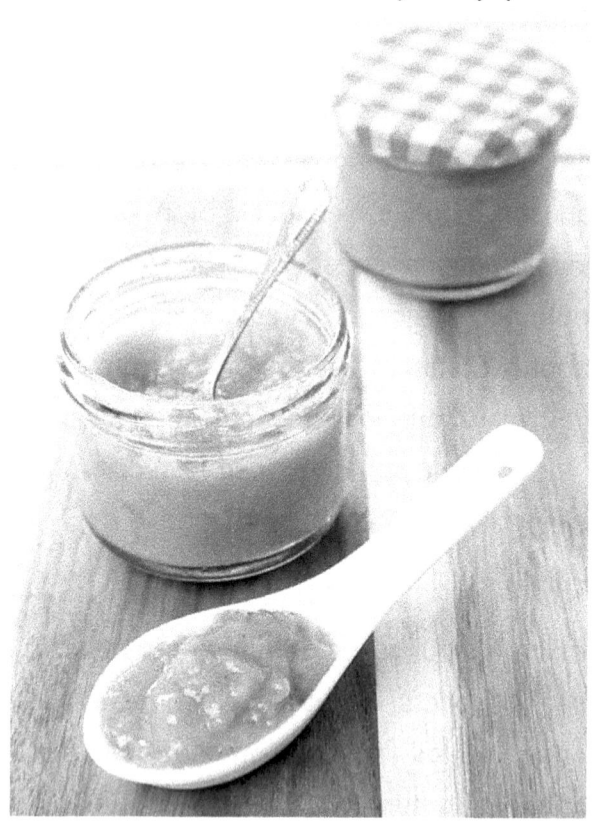

Ingredientes:

- 3-1/2 tazas de chayote pelado y cortado en cubos
- 3-1/2 tazas de peras Seckel peladas y en cubos
- 2 tazas de pimiento rojo picado
- 2 tazas de pimiento amarillo picado
- 3 tazas de cebolla picada
- 2 chiles serranos picados
- 2-1/2 tazas de vinagre de sidra (5%)
- 1-1/2 tazas de agua
- 1 taza de azúcar blanca
- 2 cucharaditas de sal para conservas
- 1 cucharadita de pimienta de Jamaica molida
- 1 cucharadita de especias para pastel de calabaza molidas

Rendimiento: alrededor de 5 pintas

Direcciones:

a) Lave, pele y corte el chayote y las peras en cubos de 1/2 pulgada, desechando los corazones y las semillas. Picar las cebollas y los pimientos. Combine el vinagre, el agua, el azúcar, la sal y las especias en un horno holandés o una cacerola grande. Llevar a ebullición, revolviendo para disolver el azúcar.

b) Agrega las cebollas y los pimientos picados; vuelva a hervir y hierva durante 2 minutos, revolviendo ocasionalmente.

c) Agrega el chayote en cubos y las peras; volver al punto de ebullición y apagar el fuego. Llene los sólidos calientes en frascos de una pinta caliente, dejando un espacio superior de 1 pulgada. Cubra con líquido de cocción hirviendo, dejando 1/2 pulgada de espacio superior.

d) Retire las burbujas de aire y ajuste el espacio libre si es necesario. Limpie los bordes de los frascos con una toalla de papel limpia humedecida.

84. Piccalilli

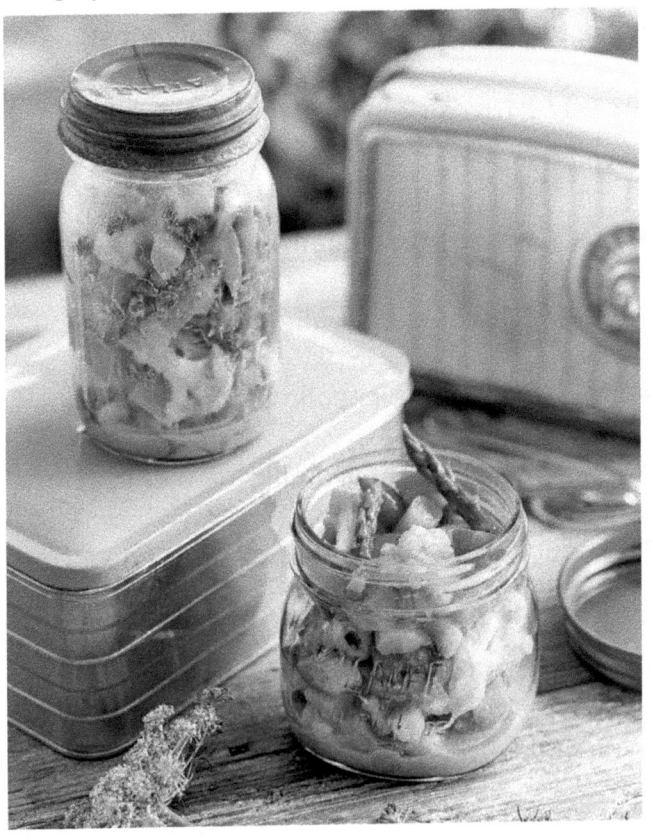

Ingredientes:

- 6 tazas de tomates verdes picados
- 1-1/2 tazas de pimientos rojos dulces picados
- 1-1/2 tazas de pimientos verdes picados
- 2-1/4 tazas de cebolla picada
- 7-1/2 tazas de repollo picado
- 1/2 taza de sal para enlatar o encurtir
- 3 cucharadas de especias para encurtir mezcladas enteras
- 4-1/2 tazas de vinagre (5%)
- 3 tazas de azúcar moreno

Rendimiento: alrededor de 9 medias pintas

Direcciones:

a) Lave, pique y combine las verduras con 1/2 taza de sal. Cubrir con agua caliente y dejar reposar 12 horas. Escurrir y presionar en un paño blanco limpio para eliminar todo el líquido posible. Ate las especias sin apretar en una bolsa de especias y agréguelas al vinagre combinado y el azúcar moreno y caliente hasta que hierva en una cacerola.

b) Agregue las verduras y hierva suavemente durante 30 minutos o hasta que el volumen de la mezcla se reduzca a la mitad. Retire la bolsa de especias.

c) Llene los frascos estériles calientes con la mezcla caliente, dejando un espacio superior de 1/2 pulgada.

d) Retire las burbujas de aire y ajuste el espacio libre si es necesario. Limpie los bordes de los frascos con una toalla de papel limpia humedecida.

85. condimento de pepinillo

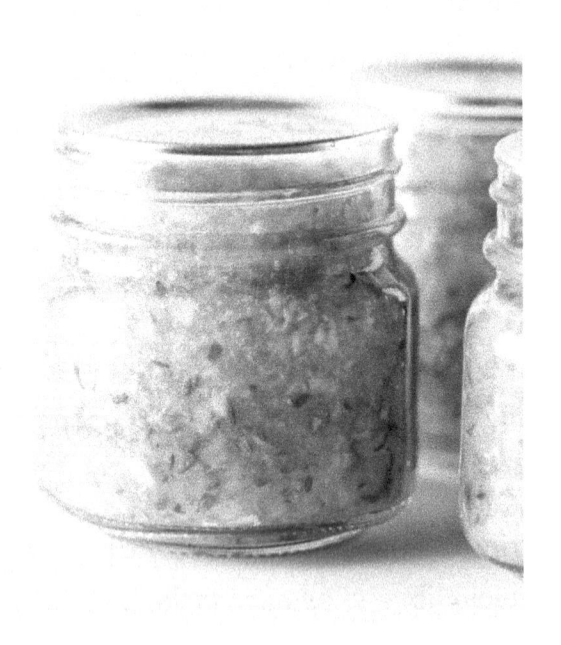

Ingredientes:

- 3 cuartos de pepinos picados.
- 3 tazas de pimientos dulces verdes y rojos picados
- 1 taza de cebollas picadas
- 3/4 taza de sal para enlatar o encurtir
- 4 tazas de hielo
- 8 tazas de agua
- 2 tazas de azúcar
- 4 cucharaditas de semillas de mostaza, cúrcuma, pimienta de Jamaica entera y clavo de olor entero
- 6 tazas de vinagre blanco (5%)

Rendimiento: Alrededor de 9 pintas

Direcciones:

a) Agregue pepinos, pimientos, cebollas, sal y hielo al agua y deje reposar durante 4 horas. Escurra y vuelva a cubrir las verduras con agua helada fresca durante otra hora. Escurrir de nuevo.

b) Combine las especias en una bolsa de especias o de gasa. Agregue especias al azúcar y al vinagre. Caliente hasta que hierva y vierta la mezcla sobre las verduras.

c) Cubra y refrigere 24 horas. Caliente la mezcla hasta que hierva y esté muy caliente en frascos calientes, dejando un espacio superior de 1/2 pulgada.

d) Retire las burbujas de aire y ajuste el espacio libre si es necesario. Limpie los bordes de los frascos con una toalla de papel limpia humedecida.

86.   Salsa de maíz en escabeche

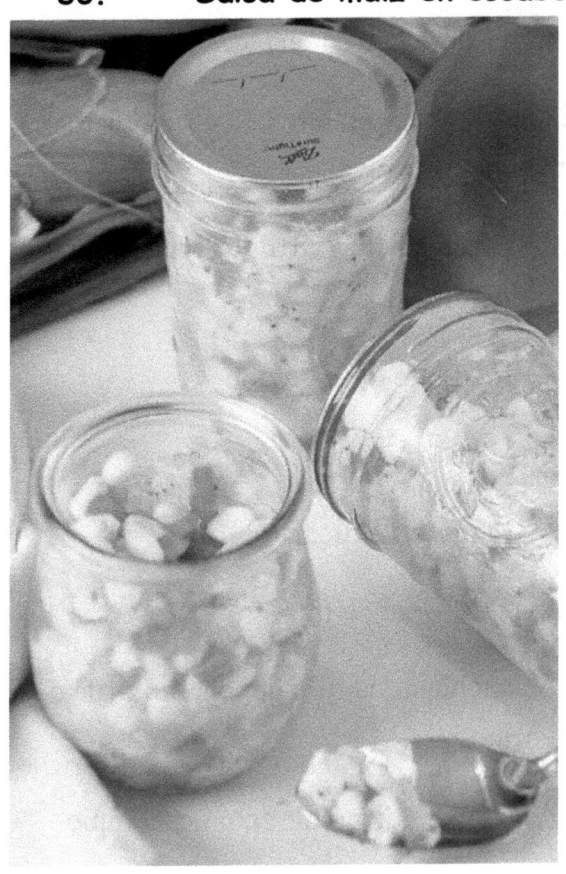

Ingredientes:

- 10 tazas de maíz en grano entero fresco
- 2-1/2 tazas de pimientos rojos dulces cortados en cubitos
- 2-1/2 tazas de pimientos verdes dulces cortados en cubitos
- 2-1/2 tazas de apio picado
- 1-1/4 tazas de cebollas picadas
- 1-3/4 tazas de azúcar
- 5 tazas de vinagre (5%)
- 2-1/2 cucharadas de sal para enlatar o encurtir
- 2-1/2 cucharaditas de semilla de apio
- 2-1/2 cucharadas de mostaza seca
- 1-1/4 cucharaditas de cúrcuma

Rendimiento: Alrededor de 9 pintas

Direcciones:

a) Hervir las mazorcas de maíz 5 minutos. Sumergir en agua fría. Corte los granos enteros de la mazorca o use seis paquetes congelados de maíz de 10 onzas.

b) Combine los pimientos, el apio, las cebollas, el azúcar, el vinagre, la sal y las semillas de apio en una cacerola.

c) Deje hervir y cocine a fuego lento durante 5 minutos, revolviendo ocasionalmente. Mezcle la mostaza y la cúrcuma en 1/2 taza de la mezcla hervida a fuego lento. Agregue esta mezcla y el maíz a la mezcla caliente.

d) Cocine a fuego lento otros 5 minutos. Llene los frascos calientes con la mezcla caliente, dejando un espacio superior de 1/2 pulgada.

e) Retire las burbujas de aire y ajuste el espacio libre si es necesario. Limpie los bordes de los frascos con una toalla de papel limpia humedecida.

87. Salsa de tomate verde en escabeche

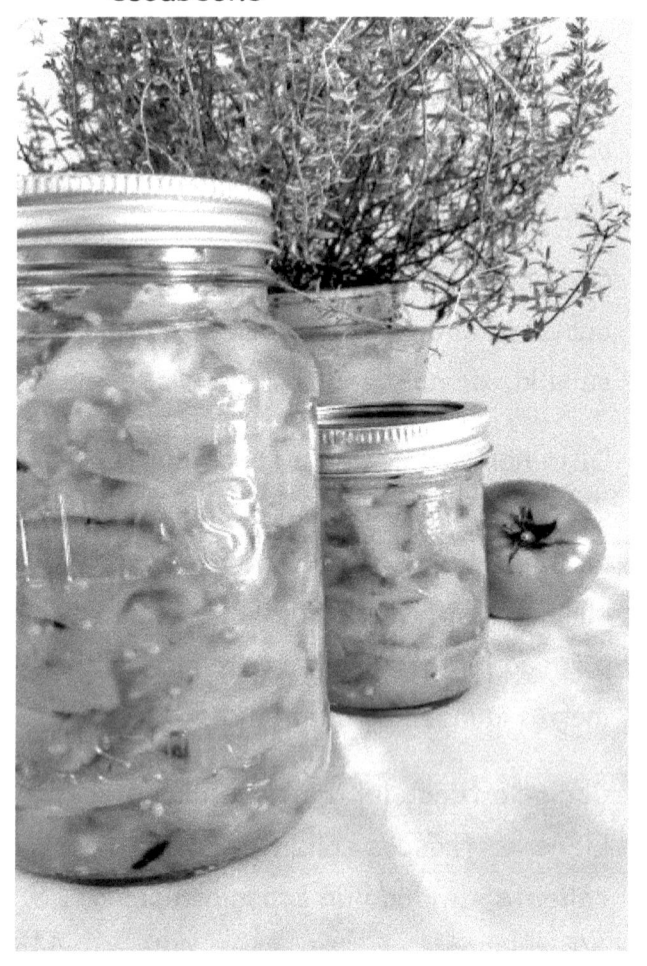

Ingredientes:

- 10 libras tomates verdes pequeños y duros
- 1-1/2 libras pimientos rojos
- 1-1/2 libras pimientos verdes
- 2 libras. cebollas
- 1/2 taza de sal para enlatar o encurtir
- 1 litro de agua
- 4 tazas de azúcar
- 1 cuarto de vinagre (5%)
- 1/3 taza de mostaza amarilla preparada
- 2 cucharadas de maicena

Rendimiento: Alrededor de 7 a 9 pintas

Direcciones:

a) Lavar y rallar o picar en trozos grandes los tomates, los pimientos y las cebollas. Disuelva la sal en agua y viértala sobre las verduras en una tetera grande.

b) Caliente hasta que hierva y cocine a fuego lento durante 5 minutos. Escurrir en colador. Regrese las verduras al hervidor.

c) Agrega el azúcar, el vinagre, la mostaza y la maicena. Revuelva para mezclar. Caliente hasta que hierva y cocine a fuego lento durante 5 minutos.

d) Llene los frascos de una pinta estériles calientes con condimento caliente, dejando un espacio superior de 1/2 pulgada.

e) Retire las burbujas de aire y ajuste el espacio libre si es necesario. Limpie los bordes de los frascos con una toalla de papel limpia humedecida.

88. Salsa de rábano picante en escabeche

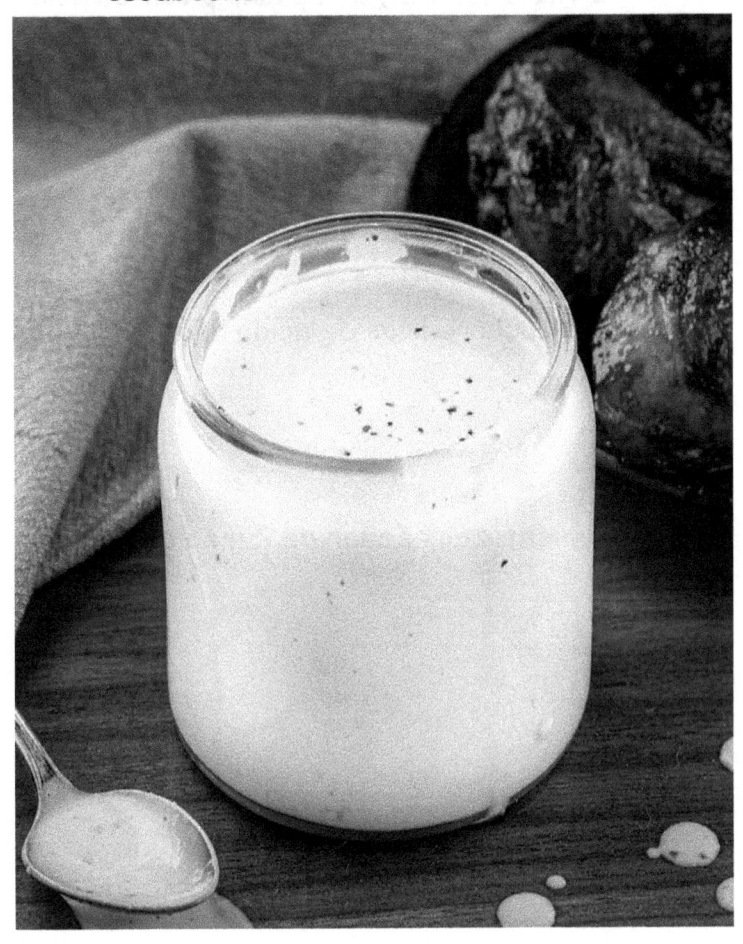

Ingredientes:

- 2 tazas (3/4 lb) de rábano picante recién rallado
- 1 taza de vinagre blanco (5%)
- 1/2 cucharadita de sal para enlatar o encurtir
- 1/4 cucharaditas de ácido ascórbico en polvo

Rendimiento: alrededor de 2 medias pintas

Direcciones:

a) La acritud del rábano picante fresco se desvanece en 1 a 2 meses, incluso cuando se refrigera. Por lo tanto, haga solo pequeñas cantidades a la vez.

b) Lave bien las raíces de rábano picante y pele la piel exterior marrón. Las raíces peladas se pueden rallar en un procesador de alimentos o cortar en cubos pequeños y pasar por un molinillo de alimentos.

c) Combine los ingredientes y llénelos en frascos estériles, dejando un espacio superior de 1/4 de pulgada.

d) Cierra bien los frascos y guárdalos en el refrigerador.

89. Condimento de pimiento y cebolla en escabeche

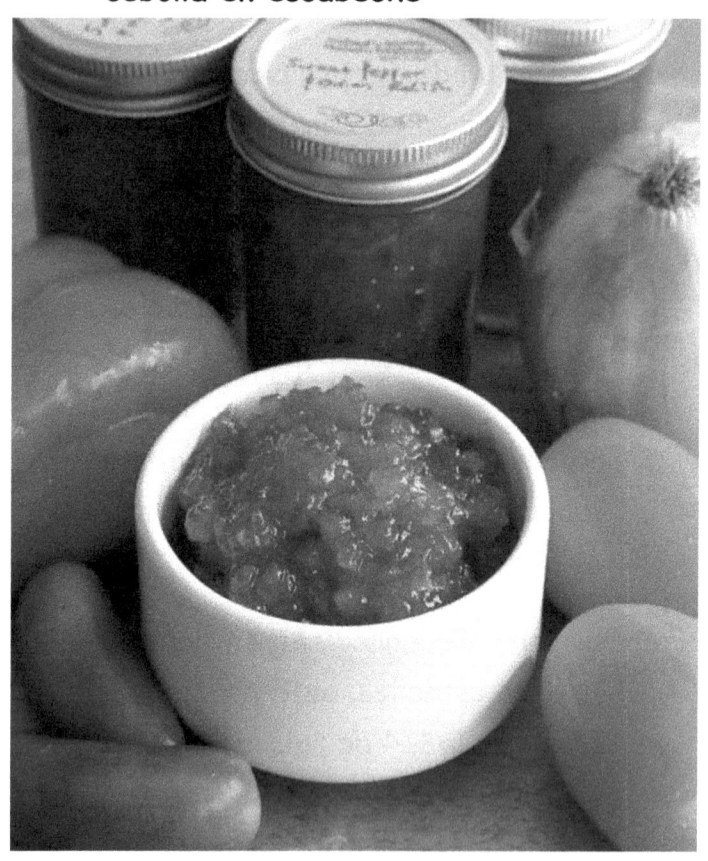

Ingredientes:

- 6 tazas de cebolla picada
- 3 tazas de pimientos rojos dulces picados
- 3 tazas de pimientos verdes picados
- 1-1/2 tazas de azúcar
- 6 tazas de vinagre (5%), preferiblemente blanco destilado
- 2 cucharadas de sal para enlatar o encurtir

Rendimiento: alrededor de 9 medias pintas

Direcciones:

a) Lavar y picar las verduras. Combine todos los ingredientes y hierva suavemente hasta que la mezcla se espese y el volumen se reduzca a la mitad (unos 30 minutos).

b) Llene los frascos estériles calientes con condimento caliente, dejando un espacio superior de 1/2 pulgada y cierre herméticamente.

c) Almacene en el refrigerador y use dentro de un mes.

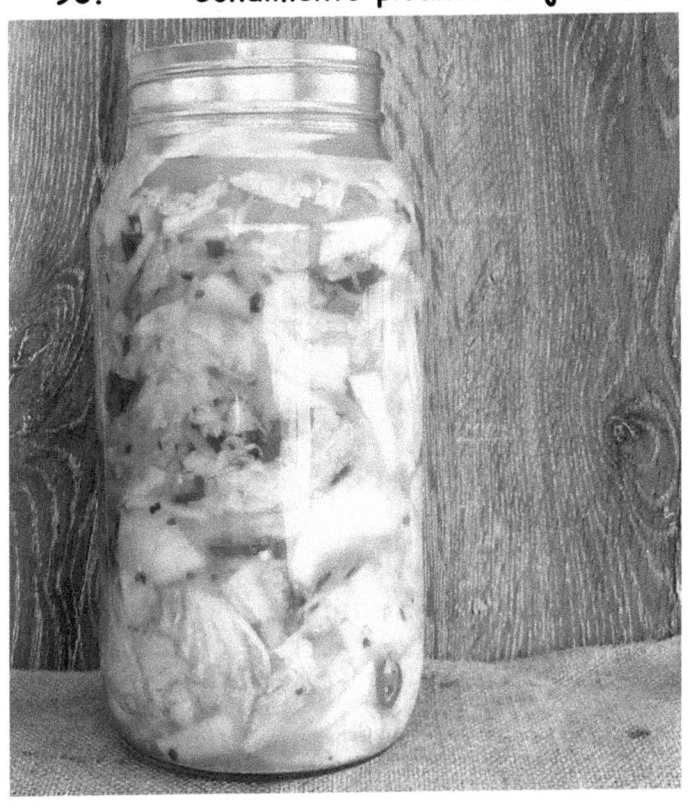

90.   Condimento picante de jícama

Ingredientes:

- 9 tazas de jícama picada
- 1 cucharada de especias para encurtir mezcladas enteras
- 1 rama de canela de dos pulgadas
- 8 tazas de vinagre blanco (5%)
- 4 tazas de azúcar
- 2 cucharaditas de pimiento rojo triturado
- 4 tazas de pimiento amarillo cortado en cubitos
- 4-1/2 tazas de pimiento rojo cortado en cubitos
- 4 tazas de cebolla picada
- 2 pimientos picantes frescos

Rendimiento: alrededor de 7 tarros de pinta

Direcciones:

a) Precaución: use guantes de plástico o de goma y no se toque la cara mientras manipula o corta pimientos picantes. Lave, pele y corte la jícama; dado.

b) Coloque las especias para encurtir y la canela en una pieza limpia de doble capa de 6 pulgadas cuadradas de gasa 100% algodón.

c) Junte las esquinas y átelas con una cuerda limpia.

d) En un horno holandés o una cacerola de 4 cuartos, combine la bolsa de especias para encurtir, el vinagre, el azúcar y el pimiento rojo triturado. Llevar a ebullición, revolviendo para disolver el azúcar. Agregue la jícama picada, los pimientos dulces, la cebolla y los fingerhots. Regrese la mezcla a ebullición.

e) Reduzca el fuego y cocine a fuego lento, tapado, a fuego medio-bajo durante unos 25 minutos. Deseche la bolsa de especias. Llene los frascos de salsa caliente, dejando un espacio libre de 1/2 pulgada. Cubra con líquido decapado caliente, dejando un espacio superior de 1/2 pulgada.

f) Retire las burbujas de aire y ajuste el espacio libre si es necesario. Limpie los bordes de los frascos con una toalla de papel limpia humedecida.

91. Condimento picante de tomatillo

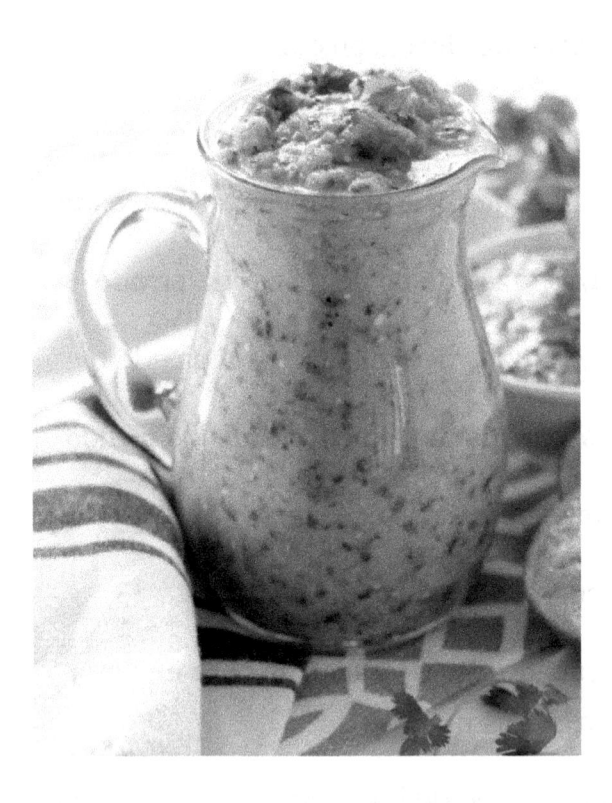

Ingredientes:

- 12 tazas de tomatillos picados
- 3 tazas de jícama picada
- 3 tazas de cebolla picada
- 6 tazas de tomates tipo ciruela picados
- 1-1/2 tazas de pimiento verde picado
- 1-1/2 tazas de pimiento rojo picado
- 1-1/2 tazas de pimiento amarillo picado
- 1 taza de sal para conservas
- 2 cuartos de agua
- 6 cucharadas de especias para encurtir mezcladas enteras
- 1 cucharada de hojuelas de pimiento rojo triturado (opcional)
- 6 tazas de azúcar
- 6-1/2 tazas de vinagre de sidra (5%)

Rendimiento: Unas 6 o 7 pintas

Direcciones:

a) Retire las cáscaras de los tomatillos y lávelos bien. Pelar la jícama y la cebolla. Lave bien todas las verduras antes de cortarlas y picarlas.

b) Coloque los tomatillos picados, la jícama, la cebolla, los tomates y todos los pimientos en una cacerola o cacerola de 4 cuartos de galón. Disolver sal para conservas en agua. Vierta sobre las verduras preparadas. Caliente hasta que hierva; cocine a fuego lento 5 minutos.

c) Escurra completamente a través de un colador forrado con gasa (hasta que no gotee más agua, alrededor de 15 a 20 minutos).

d) Coloque las especias para encurtir y las hojuelas de pimiento rojo opcionales en una pieza limpia de doble capa de 6 pulgadas cuadradas

92. Remolachas en escabeche sin azúcar añadido

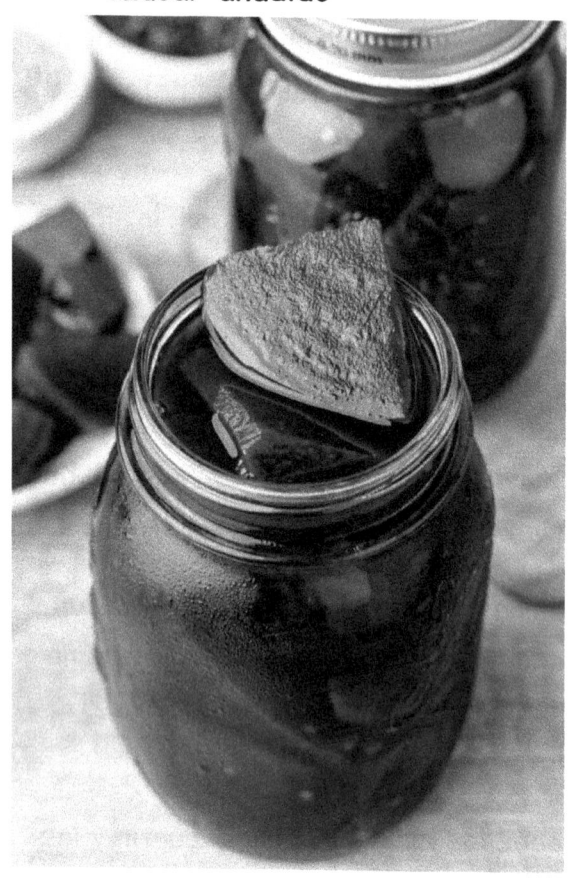

Ingredientes:

- 7 libras de remolachas de 2 a 2-1/2 pulgadas de diámetro
- 4 a 6 cebollas (de 2 a 2-1/2 pulgadas de diámetro), si lo desea
- 6 tazas de vinagre blanco (5 por ciento)
- 1-1/2 cucharaditas de sal para enlatar o encurtir
- 2 tazas de Splenda
- 3 tazas de agua
- 2 palitos de canela
- 12 dientes enteros

Rendimiento: Alrededor de 8 pintas

Direcciones:

a) Recorte las puntas de las remolachas, dejando 1 pulgada de tallo y raíces para evitar que pierda el color. Lávese bien. Ordenar por tamaño.

b) Cubra tamaños similares junto con agua hirviendo y cocine hasta que estén tiernos (alrededor de 25 a 30 minutos). Precaución: Drene y deseche el líquido. Remolachas frescas.

c) Recorte de raíces y tallos y deslizamiento de pieles. Cortar en rodajas de 1/4 de pulgada. Pelar, lavar y cortar en rodajas finas las cebollas.

d) Combine el vinagre, la sal, Splenda® y 3 tazas de agua fresca en un horno holandés grande. Ate los palitos de canela y los clavos en una bolsa de gasa y agréguelos a la mezcla de vinagre.

e) Llevar a ebullición. Agregue las remolachas y las cebollas. Hervir a fuego lento

f) 5 minutos. Retire la bolsa de especias. Llene las remolachas calientes y las rodajas de cebolla en frascos de una pinta caliente, dejando un espacio superior de 1/2 pulgada. Cubra con una solución de vinagre hirviendo, dejando un espacio superior de 1/2 pulgada.

g) Retire las burbujas de aire y ajuste el espacio libre si es necesario. Limpie los bordes de los frascos con una toalla de papel limpia humedecida.

93. pepino encurtido dulce

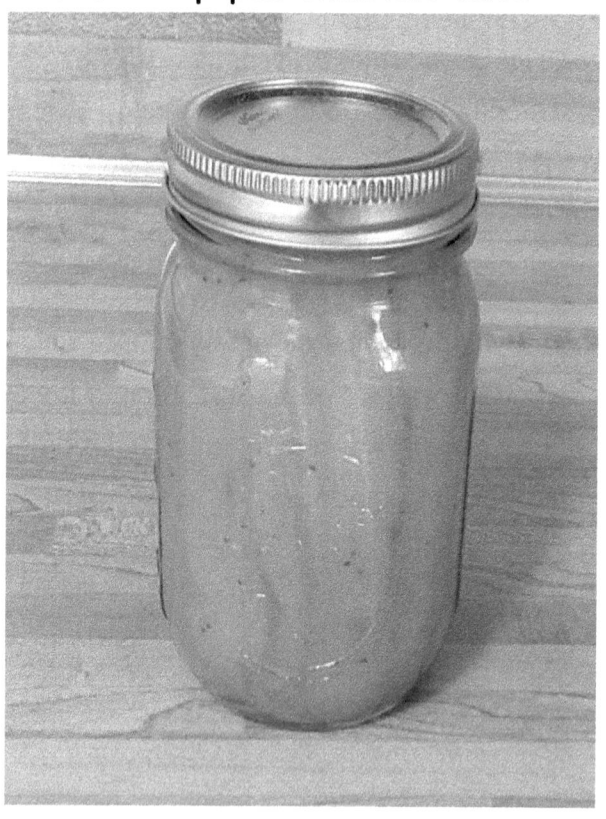

Ingredientes:

- 3-1/2 libras de pepinos encurtidos
- agua hirviendo para cubrir los pepinos en rodajas
- 4 tazas de vinagre de sidra (5%)
- 1 taza de agua
- 3 tazas de Splenda®
- 1 cucharada de sal para conservas
- 1 cucharada de semilla de mostaza
- 1 cucharada de pimienta de Jamaica entera
- 1 cucharada de semilla de apio
- 4 palitos de canela de una pulgada

Rendimiento: alrededor de 4 o 5 tarros de pinta

Direcciones:

a) Lave los pepinos. Rebane 1/16 de pulgada de los extremos de las flores y deséchelos. Cortar los pepinos en rodajas de 1/4 de pulgada de grosor. Vierta agua hirviendo sobre las rodajas de pepino y deje reposar de 5 a 10 minutos.

b) Escurra el agua caliente y vierta agua fría sobre los pepinos. Deje correr agua fría continuamente sobre las rodajas de pepino, o cambie el agua con frecuencia hasta que los pepinos se enfríen. Escurra bien las rebanadas.

c) Mezcle vinagre, 1 taza de agua, Splenda® y todas las especias en un horno holandés o una olla sopera de 10 cuartos. Llevar a ebullición. Agregue las rodajas de pepino escurridas con cuidado al líquido hirviendo y vuelva a hervir.

d) Coloque un palito de canela en cada frasco caliente vacío, si lo desea. Rellene las rebanadas de pepinillos calientes en frascos de una pinta caliente, dejando un espacio superior de 1/2 pulgada. Cubrir con salmuera hirviendo, dejando 1/2 pulgada de espacio superior.

e) Retire las burbujas de aire y ajuste el espacio libre si es necesario. Limpie los bordes de los frascos con una toalla de papel limpia humedecida.

94. Sencurtidos de eneldo

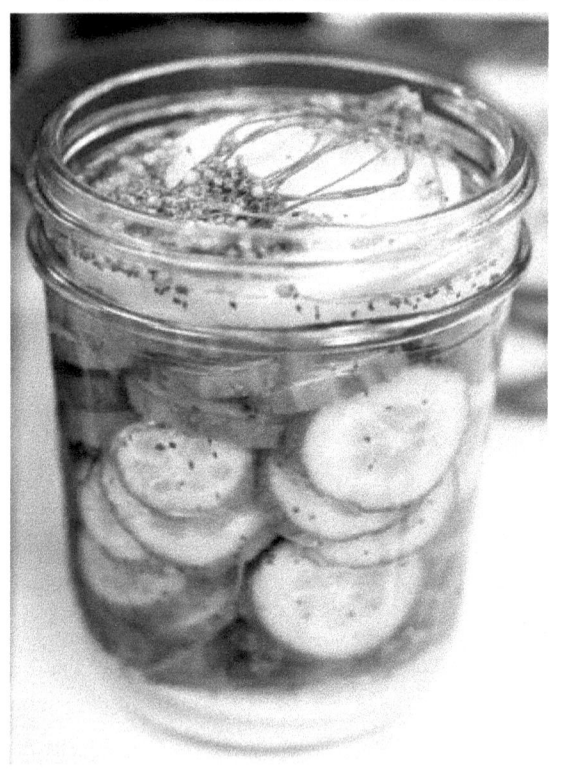

Ingredientes:

- 4 libras (3 a 5 pulgadas) de pepinos para encurtir
- 6 tazas de vinagre (5%)
- 6 tazas de azúcar
- 2 cucharadas de sal para enlatar o encurtir
- 1-1/2 cucharaditas de semilla de apio
- 1-1/2 cucharaditas de semillas de mostaza
- 2 cebollas grandes, en rodajas finas
- 8 cabezas de eneldo fresco

Rendimiento: Alrededor de 8 pintas

Direcciones:

a) Lave los pepinos. Corte una rebanada de 1/16 de pulgada del extremo de la flor y deséchela. Corte los pepinos en rodajas de 1/4 de pulgada. Combine el vinagre, el azúcar, la sal, el apio y las semillas de mostaza en una cacerola grande. Lleve la mezcla a ebullición.

b) Coloque 2 rebanadas de cebolla y 1/2 cabeza de eneldo en el fondo de cada jarra de pinta caliente. Llene los frascos calientes con rodajas de pepino, dejando un espacio superior de 1/2 pulgada.

c) Agregue 1 rodaja de cebolla y 1/2 cabeza de eneldo encima. Vierta la solución de encurtido caliente sobre los pepinos, dejando un espacio superior de 1/4 de pulgada.

d) Retire las burbujas de aire y ajuste el espacio libre si es necesario. Limpie los bordes de los frascos con una toalla de papel limpia humedecida.

Direcciones:

a) Lave los pepinos y corte 1/16 de pulgada del extremo de la flor y deséchelos. Corta los pepinos en rodajas de 1/4 de pulgada. Combine todos los ingredientes para el jarabe de enlatado en una cacerola y lleve a ebullición. Mantenga el jarabe caliente hasta que lo use.

b) En una tetera grande, mezcle los ingredientes para la solución de salmuera. Agregue los pepinos cortados, cubra y cocine a fuego lento hasta que los pepinos cambien de color de verde brillante a verde opaco (alrededor de 5 a 7 minutos). Escurrir las rodajas de pepino.

c) Llene los frascos calientes y cúbralos con jarabe para conservas caliente dejando un espacio superior de 1/2 pulgada.

d) Retire las burbujas de aire y ajuste el espacio libre si es necesario. Limpie los bordes de los frascos con una toalla de papel limpia humedecida.

96. Kraut de limón y eneldo

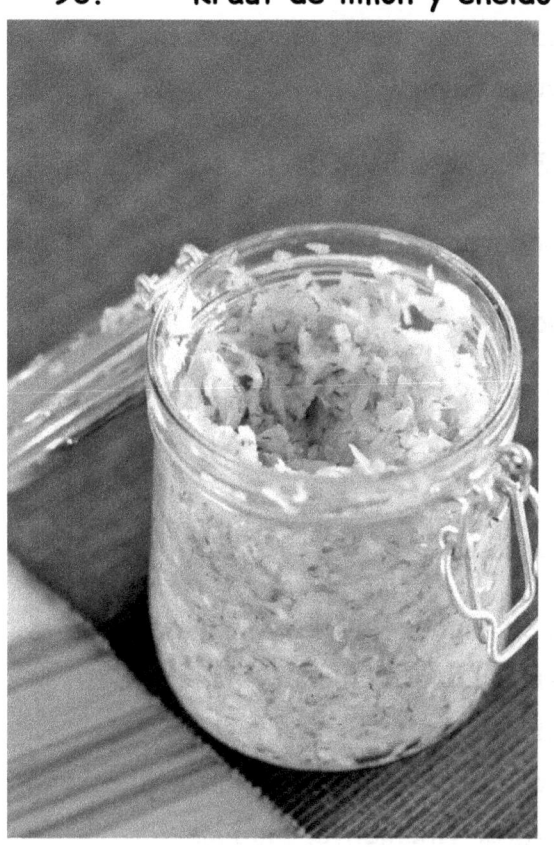

Ingredientes:

- 1 cabeza de repollo blanco firme, en rodajas finas
- 2 a 3 cucharaditas de sal marina (1,5 %)
- 2 cucharadas de jugo de limón
- 1 cucharada de eneldo seco
- 2 -3 dientes de ajo, finamente rallado

Direcciones:

a) Lave su repollo y reserve una de las hojas exteriores para colocar encima de su kraut.
b) Cortar la col en cuartos, quitar el corazón y triturar finamente. Siga las instrucciones anteriores para el chucrut normal, agregando el jugo de limón y el eneldo seco con la sal.
c) Exprima y masajee el repollo hasta que esté brillante y haya un pequeño charco de líquido en el fondo del tazón, luego mezcle el ajo.

97.　　kimchi chino

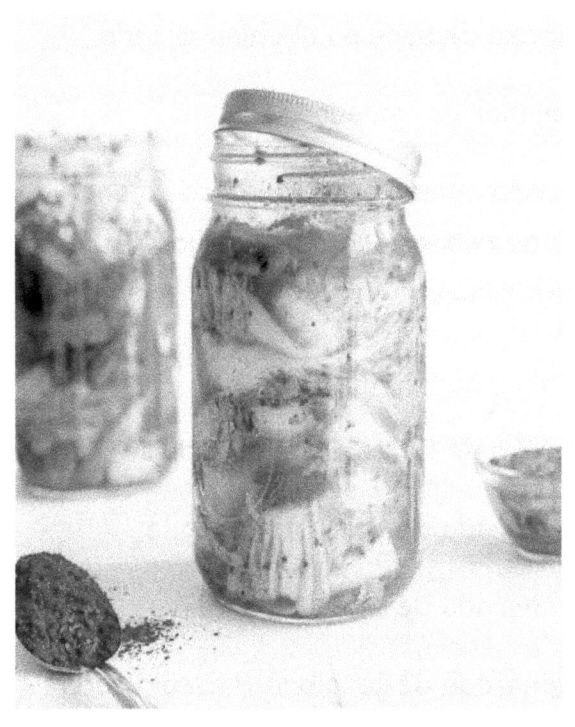

Ingredientes:

- 1 cabeza de napa o col china, picada
- 3 zanahorias, ralladas
- 1 rábano daikon grande, rallado o una taza de rábanos rojos pequeños, en rodajas finas
- 1 cebolla grande, picada
- 1/4 taza de hojuelas de alga dulse o nori
- 1 cucharada de hojuelas de chile
- 1 cucharada de ajo picado
- 1 cucharada de jengibre fresco picado
- 1 cucharada de semillas de sésamo
- 1 cucharada de azúcar
- 2 cucharaditas de sal marina de buena calidad
- 1 cucharadita de salsa de pescado

Direcciones:

a) Simplemente mezcle todos los ingredientes en un tazón grande y déjelo reposar durante 30 minutos.
b) Empaque la mezcla en un tarro de cristal grande o en 2 tarros más pequeños. Presiónalo hacia abajo con firmeza.
c) Cubra con una bolsa Ziploc llena de agua para mantener el oxígeno fuera y mantener las verduras sumergidas bajo la salmuera.
d) Coloque la tapa sin apretar y déjela fermentar durante al menos 3 días. Pruébelo después de 3 días y decida si sabe lo suficientemente amargo. Es una cuestión de gusto personal, ¡así que sigue intentándolo hasta que te guste!
e) Una vez que esté satisfecho con el sabor, puede guardar el kimchi en el refrigerador donde se mantendrá felizmente durante meses, ¡si es que dura tanto!

98. Palitos de zanahoria fermentados

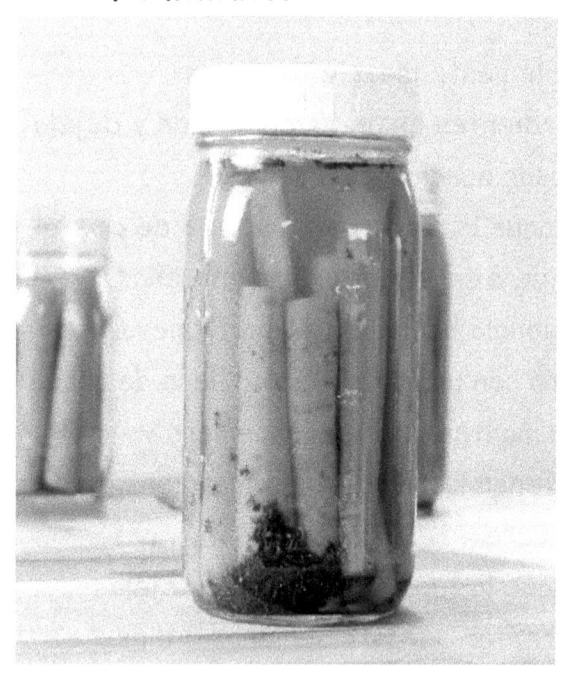

Ingredientes:

- 6 zanahorias orgánicas, lavadas y cortadas en palitos
- Solución de salmuera al 2 % (20 g de sal marina disuelta en 1 litro de agua filtrada)
- Unos dientes de ajo, rodajas de limón, granos de pimienta negra, hojas de laurel o eneldo

Direcciones:

a) Envasa bien las zanahorias en un frasco de vidrio limpio de 1 litro, junto con cualquier otro condimento de la lista de ingredientes. Vierta la salmuera hasta 2,5 cm de la parte superior del frasco.

b) Si las zanahorias flotan por encima del nivel del líquido, puede usar una bolsa Ziploc llena de salmuera para pesarlas y mantenerlas sumergidas de manera segura.

c) Deje fermentar a temperatura ambiente, fuera de la luz solar directa, durante al menos una semana, pero preferiblemente dos semanas. La salmuera comenzará a verse turbia, lo que indica que la fermentación se desarrolla normalmente. También deberías ver algunas burbujas si agitas suavemente el frasco.

d) Una vez que esté satisfecho con el sabor y la textura, muévalos a la nevera, ¡donde se mantendrán felizmente durante unos meses!

99. Zanahorias con un toque indio

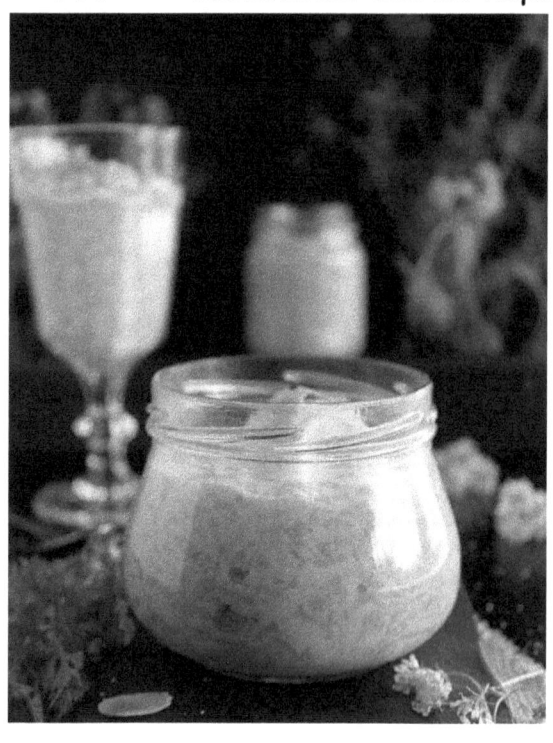

(Hace una jarra de 1 litro)

Ingredientes:

- 1 kg de zanahorias, peladas y ralladas
- 1 nuez de jengibre fresco, pelado y rallado
- 2 cucharaditas de hojuelas de chile
- 2 cucharaditas de fenogreco
- 2 cucharaditas de semillas de mostaza
- 1 cucharadita de cúrcuma molida
- 1 cucharada de sal marina

Direcciones:

a) Coloque las zanahorias en un tazón y espolvoree con la sal marina.
b) Exprima y masajee la mezcla para liberar un poco de salmuera. Las zanahorias deben comenzar a marchitarse y humedecerse.
c) ¡Agregue las especias y mezcle con una cuchara de madera, no con las manos o la cúrcuma las manchará de naranja!
d) Empaque la mezcla en un frasco de vidrio limpio de 1 litro, presionando firmemente cada puñado para asegurarse de que no quede aire atrapado. Deje un espacio superior de 2,5 cm en la parte superior del frasco y asegúrese de que las zanahorias estén completamente sumergidas en la salmuera.
e) Cierra la tapa y deja fermentar de 5 a 7 días a temperatura ambiente.
f) Guarde el frasco en el refrigerador y utilícelo dentro de los 6 meses.

100. Bombas de rábano

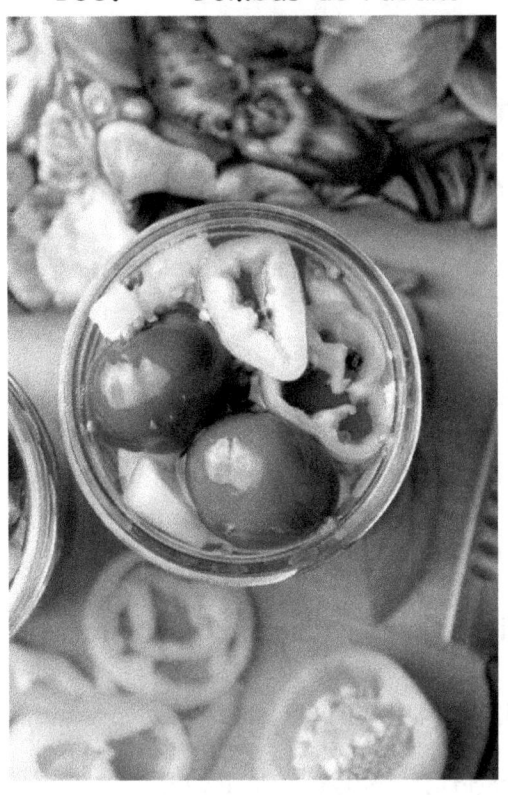

(Hace una jarra de 1 litro)

Ingredientes:

- 400 g de rábanos, sin tapas
- 1 o 2 cucharaditas de especias para encurtir o hinojo
- 15g/1 cucharada de sal marina
- 10 g / 2 cucharaditas de azúcar en polvo
- 1 litro de agua filtrada
- 1 cebolla roja en rodajas o 5 cebolletas
- 3 rodajas de jengibre fresco
- 2 o 3 rodajas grandes de limón
- 3 o 4 dientes de ajo machacados
- 1 cucharadita o más de hojuelas de chile seco, dependiendo de qué tan picante te guste

Direcciones:

a) Prepara la salmuera disolviendo la sal marina y el azúcar en una jarra. Lave su frasco de vidrio con agua jabonosa caliente y enjuáguelo bien para eliminar los residuos de jabón.

b) Ponga las especias en el fondo del frasco, luego agregue las verduras, terminando con las rodajas de limón encima. Vierta la salmuera hasta que todo esté completamente sumergido. Cubra con una hoja de repollo grande o una bolsa Ziploc llena con salmuera adicional para mantener todo debajo de la salmuera.

c) Cierre el frasco sin apretarlo y déjelo en un lugar fresco y fuera de la luz solar directa durante 7 a 12 días. ¡Tiendo a poner el mío en el garaje ya que el pong sulfuroso puede ser bastante abrumador y puede recibir quejas de miembros de la familia!

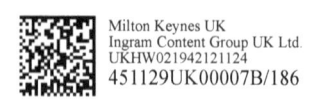